DR. GALINA SCHATALOVA

Philosophie der Gesundheit

GOLDMANN
Lesen erleben

Buch

Galina Schatalovas Ernährungsbücher »Wir fressen uns zu Tode« und »Heilkräftige Ernährung« zählen seit vielen Jahren zu den Klassikern der Gesundheitsliteratur. Denn sie überzeugen nicht nur durch ihre wissenschaftliche Kompetenz, sondern auch durch die unmittelbar praktischen Ergebnisse für Gesundheit und Heilung.

In diesem Buch stellt die Autorin das Welt- und Menschenbild vor, das ihrer Methode zugrunde liegt. Als Naturwissenschaftlerin verbindet sie genaue Beobachtung alles Einzelnen mit dem Bemühen, alles Einzelne in seinem Zusammenhang zu verstehen. Gesundheit ist ein Merkmal jedes Individuums; aber jedes Individuum ist ein Teil des Ganzen – der Gesellschaft, der Natur und des Kosmos. Ist das natürliche System geschädigt oder produziert die Gesellschaft ungesunde Verhältnisse, schlägt das auf die Individuen zurück; sind die Individuen nicht gesund, ist auch das Gesamtsystem gefährdet.

Doch wir können als Teil eines Gesamtsystems handeln und Einfluss nehmen. Als vernunftbegabte Menschen haben wir die Chance, unser Verhalten im Sinne der Gesundheit zu steuern – auch wenn dies oft genug bedeutet, bequeme und eingefahrene Wege zu verlassen.

Autorin

Galina Schatalova (1916-2011), war ausgebildete Chirurgin und Wissenschaftlerin. Sie leitete die medizinische Auswahlkommission für die sowjetischen Kosmonauten. 1960 begann sie mit der Entwicklung ihres revolutionären Heilkonzepts. Um den Erfolg ihrer Theorien zu beweisen, unternahm sie 1990 mit den von ihr behandelten Patienten einen 500 Kilometer langen Fußmarsch durch die Wüste.

Von Galina Schatalova sind bei Goldmann außerdem erschienen:

Wir fressen uns zu Tode (14222)

Heilkräftige Ernährung (21745)

DR. GALINA SCHATALOVA

Philosophie der Gesundheit

Aus dem Russischen
von Felix Eder

GOLDMANN

Die russische Originalausgabe erschien 1997 unter dem Titel »Filosofija Sdorawja« bei Elen and K Publishers, Moskau.

Verlag und Übersetzer bedanken sich bei Jelena Grachova, die uns dieses Buch eindringlich empfohlen hat.

Dieses Buch ist auch als E-Book erhältlich.

MIX
Papier aus verantwortungsvollen Quellen
FSC® C014496

Verlagsgruppe Random House FSC® N001967

8. Auflage

Deutsche Erstausgabe Februar 2009

Umschlaggestaltung: Design Team München
Umschlagmotiv: Isaak Lewitan
Redaktion: Kathrin Heigl
WL · Herstellung: CZ
Satz: KompetenzCenter, Mönchengladbach
Druck und Bindung: GGP Media GmbH, Pößneck
Printed in Germany
ISBN 978-3-442-21860-8

www.goldmann.de

Inhalt

Vorwort

Mit der »Philosophie der Gesundheit« runde ich die Grundthesen meines Systems der Natürlichen Gesundung ab, die ich mit den Büchern »Wir fressen uns zu Tode« und »Heilkräftige Ernährung« begonnen habe. In den 50 Jahren seiner Existenz hat dieses System nicht nur eine gründliche Bewährungsprobe bestanden und zahlreiche Bestätigungen erhalten, es ist in dieser Zeit auch gereift. Der beherrschende Gedanke dieses Systems – die unzertrennliche Einheit von Mensch und Natur, der irdischen wie der kosmischen Natur, welche schon im frühesten Altertum als vernünftiges Prinzip beschrieben wurde und sich auf die Idee von der Einheit einer kosmischen Vernunft stützt – gewinnt in den letzten Jahren im öffentlichen Bewusstsein immer mehr an Boden.

Manche setzten diese höhere Vernunft mit Gott gleich, andere wiederum mit einer Welt idealer Wesen. Dritte fassen sie als eine Sammlung von Gesetzen auf, welche sämtliche im Universum vor sich gehenden Prozesse steuern. Wie der Leser sehen wird, liegen der Philosophie der Gesundheit Prinzipien und Gesetzmäßigkeiten zu Grunde, die sich aus der Wissenschaft herleiten und für sämtliche Existenzformen der belebten Materie einheitlich sind.

Es ist mein Anliegen, dass Sie, gestützt auf das stabile Fundament wissenschaftlicher Erkenntnisse und auf die in der Praxis bewährten Ratschläge und Empfehlungen in meinen Büchern Gesundheit erlangen und diese als wertvolles Erbe an Ihre Kinder, Enkel und Urenkel weitergeben können. Und in diesem Sinne vergessen Sie bitte niemals Ihren treuesten und verlässlichsten Freund, der Sie niemals belügen oder betrügen wird – die in ihrer Einheit so vielfältige Natur. Wir alle sind ein untrennbarer Bestandteil dieser Natur, wir waren es immer und werden es immer sein. Im Kontakt mit ihr erlangen wir seelische und körperliche Harmonie, ohne welche die Gesundheit ein unerfüllbarer Traum bleibt.

Halten auch Sie der Natur die Treue in Freundschaft und verraten und zerstören Sie nicht die Welt der Lebewesen – denn diese sind unsere Verwandten, und mit ihnen verbindet uns eine gemeinsame Herkunft. Wer auch immer Sie sind – Staatsmann oder Politiker, Unternehmer, Banker, Wissenschaftler, Künstler, Ingenieur, Arzt, Arbeiter, Hausfrau oder Rentner – nehmen Sie Ihre Kräfte zusammen und nützen Sie all Ihre Möglichkeiten, um unserem gemeinsamen Freund zu helfen, denn er ist in Not geraten.

Und jetzt erlauben Sie mir, Ihnen eine gute Reise zu wünschen – eine gute Reise in das Reich der Vernunft und Gesundheit. Es hängt vor allem von Ihnen selbst ab, wie gerade, wie direkt und effektiv diese Reise verläuft.

KAPITEL I

Was ist die Philosophie der Gesundheit?

Begriffsverwirrung

Heute existiert eine ziemlich eigenartige Skala zur Bewertung der Effektivität des Gesundheitswesens und der Medizin im Ganzen, der Wirksamkeit der zahlreichen Heilmethoden sowie der Kunst einzelner Mediziner.

Diese Skala ist auf den ersten Blick einfach. Sie erscheint einigermaßen logisch und auf die wahren Bedürfnisse der Gesellschaft ausgerichtet.

Wenn man vom Gesundheitssystem spricht, so sind die Hauptkriterien für seine Qualität die Anzahl der Polikliniken und Krankenhäuser, die Ausrüstung der Heilanstalten mit moderner medizinischer Apparatur, die Versorgung der Kranken mit Medikamenten und andere quantitative Kennziffern.

Die Effektivität der Medizin wird aus dem Verhältnis zwischen der Gesamtzahl der behandelten Patienten und der Anzahl der Geheilten errechnet. Je mehr Kranke geheilt werden, desto höher ist das Entwicklungsniveau der Medizin.

Nach dem gleichen Schema wird auch die Wirksamkeit der Methoden und Heilprozeduren sowie der Qualifikation von »Volksheilern« bewertet.

Diese Situation findet man nicht nur in unserem Land. Vor wenigen Jahren kehrte ich von einer Reise nach Kanada zurück, wohin mich eine Einladung zu einem Vortragszyklus über mein System der Natürlichen Gesundung geführt hatte. Meine Eindrücke waren sehr widersprüchlich. Einerseits traf ich dort auf ein hohes Niveau, was den persönlichen Umgang der Menschen untereinander betraf, auf Sauberkeit und perfekten Service – den medizinischen Bereich eingeschlossen. Andererseits bemerkte ich eine große Zahl von Kranken, welche mir als Ärztin auf den ersten Blick auffallen. Es gab sehr viele übergewichtige Menschen und es existierten traditionelle Vorstellungen über die »Untrennbarkeit« von Alter und chronischen Erkrankungen. Ein kleines Beispiel: Am Flughafen fragte mich ein Mitarbeiter bei der Passkontrolle nach meinem Alter. Nichtsahnend nannte ich mein Geburtsjahr 1916. Daraufhin entstand eine kleine Aufregung, deren Ursache ich erst begriff, als man mir einen Rollstuhl brachte und mit äußerster Besorgnis versuchte, mich in diesen zu verfrachten. Damit Ihnen die Komik der Situation vollständig bewusst wird, füge ich hinzu, dass ich mich nach dem Flug hervorragend fühlte und das Erste, was ich nach meiner Ankunft im Hotel unternahm, ein Bad im Stillen Ozean war, wobei die Wassertemperatur Ende Oktober bei 4 oder 5°C lag.

Ich erzähle das nicht, um mich zu rühmen, sondern vielmehr um Ihr Denken nochmals auf das Problem der geistigen, seelischen und körperlichen Gesundheit des Menschen zu lenken. Es ist ein Paradox unserer Zeit: Je schneller wir uns auf dem Weg des wissenschaftlich-technischen Fortschritts bewegen, umso schneller entfernen wir uns von der kardinalen Lösung des Problems. Die unaufhörlich wachsenden Gesundheitsausgaben aller Länder sind der beste Beweis dafür.

Aber am erstaunlichsten ist, dass wir – ein weiteres Paradox unseres Zeitalters – bis heute nicht wissen, wem und wofür wir diese immer drückenderen Opfergaben darbringen. Was für ein Sinn kann sich hinter diesen dem gesunden Menschenverstand Hohn sprechenden Opfergaben verbergen, wenn die Menschen weiterhin krank sind, wobei die Zahl der Neuerkrankungen nicht sinkt, sondern immer mehr anwächst, und zwar in größerem Maße als das Gesundheitsbudget?

In wessen Namen und gegen wen kämpfen wir? Vielleicht wird mich jemand als naiv bezeichnen und behaupten: Wir kämpfen für die Volksgesundheit und gegen die Krankheiten. Aber Kampf und Kampf sind zwei Paar Schuhe. In der Geschichte der Menschheit gab es hundertjährige Kriege, aber irgendwann endeten selbst diese mit einem Sieg. Wir dagegen »kämpfen« seit Jahrtausenden mit unseren Krankheiten – und wohin hat es uns gebracht?

Zweifellos hat die Menschheit im Kampf gegen die Infektionskrankheiten zahlreiche eindrucksvolle Siege errungen. Die Pest, die Cholera, die Pocken, welche einst die Bevölkerung ganzer Städte und Regionen ausradierten, sind unterworfen; wir haben ein Höchstniveau in der Chirurgie und in der Diagnose von Krankheiten erreicht.

Aber die Anzahl und die Schwere der chronischen Erkrankungen wächst weiter, viele von ihnen, die einst ein Problem des hohen Alters waren, erfassen heute Kinder, ja sogar Säuglinge.

Werden wir auch über sie eines Tages triumphieren? Und wenn ja, wann wird das sein?

Bevor wir über unsere Chancen auf einen Sieg in diesem Jahrtausende alten Kampf urteilen, folgen wir zunächst dem Beispiel großer Heerführer und vergleichen unsere Kräfte mit denen des Gegners. Hier treffen wir auf die nächste Verwirrung: Wir wissen bis heute nicht, was die Gesundheit ist, welche unsere stärkste »Angriffswaffe« darstellt, und wie sich andererseits eine Krankheit definiert – die Kraft, die uns diese Waffe aus der Hand schlägt. Die am weitesten verbreitete Antwort »Gesundheit bedeutet Freiheit von Krankheit« bringt uns nicht weiter, genauso wenig wie ihre Kontrastformulierung »Krankheit ist Beeinträchtigung bzw. Fehlen von Gesundheit«.

Um die ganze Sinnlosigkeit derartiger Aussagen zu

verstehen, die nicht nur in Alltagsgesprächen anzutreffen sind, sondern auch in offiziellen Dokumenten angesehener Organisationen, versuchen Sie einmal, Ihrem Kind auf diese Weise zu erklären, was Wärme und Kälte ist. Sie finden sicher einen anderen Weg, um Ihrem Kind die beiden Begriffe nahezubringen – notfalls ziehen Sie ein Wörterbuch zu Rate. Wenn Sie aber eine genaue Definition der Begriffe »Gesundheit« und Krankheit« suchen, so vergeuden Sie Ihre Zeit vergeblich.

Gehören Sie zu denen, die meinen, so viel Präzision wäre gar nicht erforderlich, wo wir doch auch ohne Wörterbuch wissen, ob wir gesund oder krank sind?

Als Ärztin kann ich mich nicht einmal dieser scheinbar unzweifelhaften Meinung anschließen. Es entsteht nämlich keine Erkrankung, und erst recht nicht eine chronische, von heute auf morgen und kommt sofort zum Ausbruch. Einer chronischen Erkrankung gehen Jahre, wenn nicht Jahrzehnte, voraus, im Laufe derer die Gesundheit eine Position nach der anderen aufgibt, bis der Mensch entdeckt, dass er eines Tages, obwohl er sich gestern noch recht stark gefühlt hat, »plötzlich« als Kranker erwacht.

Um dieses »plötzlich« abwenden zu können, müssen wir uns exakt vor Augen führen, was Gesundheit vom Standpunkt der Physiologie des menschlichen Organismus bedeutet und welche Bedingungen für die Erhaltung der vollständigen geistigen, seelischen und körperlichen Gesundheit erforderlich sind. Die Erforschung dieses

Problems ist der Hauptgegenstand der Philosophie der Gesundheit.

Ich gebe zu, dass die Philosophie der Gesundheit eine alte Bekannte für all jene ist, die meine Arbeit verfolgen, weil ihre Hauptaussagen die Grundlage meines Systems der Natürlichen Gesundung formen, welches Tausenden von hoffnungslos Kranken ihre Gesundheit wiedergeschenkt hat. Somit ist diese Philosophie kein vom Leben abgehobenes Gedankenspiel der Autorin, sondern das Leben selbst, und ich gebe zu, es ist kein wolkenloses Leben.

Der Weg der Erkenntnis ist seit jeher dornig und fordert vom Gelehrten nicht nur einen klaren Verstand, Willen und Geduld, sondern auch persönlichen Mut und die Bereitschaft zu den verschiedensten Erfahrungen.

Es gab zu allen Zeiten Machthaber, die als Gegner jeglicher Neuerungen versuchten, den wissenschaftlichen und technischen Fortschritt zu »verbieten«, welcher die brüchig werdenden Pfeiler ihrer Macht unterspülte, indem er die Menschen zum Denken brachte. Nichtsdestoweniger widersprechen jegliche Versuche, der Suche des Menschen nach neuen Kenntnissen und nach tieferem Verständnis der Gesetze der Natur einen Riegel vorzuschieben, der Natur des menschlichen Geistes selbst und sind deshalb schließlich zum Scheitern verurteilt.

Eine Grundsatzfrage

»Aber lohnt es überhaupt die Mühe?«, mögen Sie fragen. »Vielleicht sollten wir, statt die Klugen zu spielen und überflüssigerweise unser Leben zu verkomplizieren, den Blick statt in die unergründliche Zukunft besser in die Vergangenheit richten, wo die Erfahrung unserer näheren und ferneren Vorfahren für uns bereit liegt. Vielleicht sollten wir auf ihre Gebote hören, ihre Volkstraditionen fortsetzen und die alten Bräuche, die Einfachheit und Sittenstrenge wiederbeleben?«

Das ist keine rhetorische Frage. Heute sind viele Menschen aufrichtig der Meinung, dass der Weg zur Gesundheit gerade dort, in der Vergangenheit, zu suchen ist, wo die Menschen einfacher lebten und seltener krank waren. Aber wenn man diese Menschen fragt, ob sie bereit wären, auf alle Segnungen der modernen Zivilisation zu verzichten, wird die Mehrheit von ihnen antworten: Nein, wie wollen leben wie heute und gesund sein wie gestern.

Dieser Wunsch ist ganz natürlich, aber ist er erfüllbar? Die Antwort darauf kann nur negativ ausfallen aus einem einfachen Grund: Die in unserem Bewusstsein gespeicherten Vorstellungen von den Bedingungen eines gesunden Lebens, wie sie der zivilisierten Lebensweise zu Grunde liegen, sind von den realen Bedürfnissen des Menschen weit entfernt.

Und gerade durch die Existenzbedingungen, welche

wir unserem Organismus schaffen, wird die Gesundheit – nicht nur des Körpers, sondern auch der Seele – bestimmt. Wenn sie dem entsprechen, was die Natur uns vorgibt, dann bleibt auch der menschliche Organismus in seinem natürlichen, ihm von Geburt an geschenkten Zustand, den wir gewohnheitsmäßig »Gesundheit« nennen. Wenn alle Organe und Systeme unseres Körpers normal funktionieren, wenn unser Gehirn präzise ihre Arbeit reguliert und koordiniert, wenn Sie ohne Gedanken an Ihr Herz, Ihren Magen, Ihre Leber, Ihre Nieren und die anderen inneren Organe leben, weil Sie diese nicht spüren, wenn Ihre seelische Stimmung das vielfältige Repertoire eines gesunden Menschen ausdrückt, der nicht von Neid, Geiz, Egoismus und anderen vergiftenden Eigenschaften belastet ist, und das Leben Ihnen sonnig und schön erscheint, sogar bis ins hohe Alter, dann heißt das, Sie leben in Harmonie mit der Natur, in Einverständnis mit ihren Gesetzen.

Verlässt man aber den Weg dieser Gesetze, so geht die Gesundheit schrittweise, erst unmerklich, und dann immer schneller flöten. Es kommt zu Pannen in der Selbstregulierung des Organismus; anfangs sind dies nur unbedeutende Funktionsstörungen einzelner Organe und Systeme, die zunächst nicht deutlich hervortreten, was die Illusion vollständiger Gesundheit aufrechterhält. Auf solche »Kleinigkeiten«, wie z.B. eine etwas schneller einsetzende geistige und körperliche Ermüdung, leicht erhöhte Reizbarkeit oder umgekehrt Apathie, lenken in der

Regel weder wir noch die Ärzte ihre Aufmerksamkeit. Hauptsache, alle Hauptparameter – die Körpertemperatur, die Pulsfrequenz, der Blutdruck – liegen im Rahmen der Norm, und der Mensch kann weiter arbeiten. Für so einen Zustand wurde sogar der für die Patienten beruhigend klingende und für die Ärzte bequeme Begriff »praktisch gesund« geprägt. Aber was verbirgt sich tatsächlich dahinter, wenn man es wissenschaftlich betrachtet?

In den sechziger und siebziger Jahren des vergangenen Jahrhunderts habe ich viel Mühe auf das Studium der Unterschiede zwischen praktischer und wirklicher Gesundheit verwendet. Ich wollte bis ins Detail verstehen, was denn Gesundheit überhaupt bedeutet und ob es überhaupt objektive Kriterien gibt, nach denen man sagen könnte: Dieser Mensch ist wirklich gesund, und dieser nur praktisch.

Die Methodik meiner Untersuchungen war einfach: Ich habe die physiologischen Merkmale von wirklich gesunden Menschen, die in meinem System der natürlichen Gesundung nach den Gesetzen der Natur leben, mit denen solcher Menschen verglichen, die ein normales modernes Leben führen, das durch reichliche Ernährung, geringe körperliche Belastung und Abgetrenntheit von der Natur charakterisiert ist.

Die ersten Untersuchungsergebnisse brachten niederschmetternde Ergebnisse. Es schien, als hätte ich es mit zwei unterschiedlichen biologischen Arten zu tun: dem künstlichen Menschen und dem natürlichen Menschen.

Es stellte sich heraus, dass die Atemfrequenz des »künstlichen« Menschen zwischen 15 und 20 Zyklen des Ein- und Ausatmens pro Minute schwankte, während es beim »natürlichen« nur 5 Zyklen waren. Der natürliche Mensch benötigte nur ein Fünftel der Sauerstoffmenge seines künstlichen Mitbruders. Es zeigte sich weiter, dass entgegen den allgemein herrschenden Vorstellungen der natürliche Mensch für die Erhaltung der Lebensfunktionen des Organismus im Ruhezustand (d.h. Grundumsatz) nur 250 – 400 Kilokalorien braucht, der künstliche dagegen 1200 bis 1700.

Aber das Leben des Menschen erschöpft sich nicht und definiert sich auch nicht allein anhand der physiologischen Parameter seines Organismus. Es ist kein Zufall, dass im System der Natürlichen Gesundung die Gesundheit als Synthese verstanden wird: Sie umfasst neben der körperlichen auch die geistige und die seelische Gesundheit. Dabei geht es aber nicht um eine arithmetische Summe der verschiedenen Aspekte der Gesundheit, sondern um die verschiedenen Schattierungen eines ganzheitlichen, makellosen, natürlichen wertvollen Kristalls, mit dem die Gesundheit des Menschen vergleichbar ist.

Gerade deshalb konnte mich ein rein arithmetischer physiologischer Zugang zum Problem der Gesundheit, ungeachtet seiner wirklich einzigartigen Ergebnisse, nicht zufriedenstellen und mir nicht die Antworten auf die vielen mich bewegenden Fragen geben, die mit der wirklichen, nicht nur praktischen Gesundheit des Menschen zusammenhängen. Vielmehr musste ich zum Aspekt der Abhängigkeit der körperlichen Gesundheit von der geistigen und umgekehrt eine gewaltige theoretische und experimentelle Vorarbeit leisten. Außerdem war es notwendig, die Nichtigkeit des Hauptarguments der Theorie der Ausgewogenen Ernährung praktisch zu demonstrieren, derzufolge die einzige Nachschubquelle für die verbrauchten Stoffe und Energie im menschlichen Körper die Stoffe und die Energie sind, welche durch die Nahrung zugeführt werden.

Meine Stufen zur Erkenntnis der Wahrheit wurden die erstmalig in den achtziger Jahren des zwanzigsten Jahrhunderts von mir durchgeführten Experimente. Ich habe in meinen ersten beiden Büchern ziemlich ausführlich über sie berichtet, deshalb werde ich hier nicht ins Detail gehen, was meine Versuche mit Marathonläufern und Bergsteigern betrifft, oder auch meine Durchquerungen der mittelasiatischen Wüsten bei 50°C heißem Sand. Ich möchte hier nur anführen, dass diese Experimente glänzend die Richtigkeit der Ausgangsthese des Systems der Natürlichen Gesundung bestätigten, laut derer der Mensch die von ihm benötigte Substanz und Energie aus mehreren Quellen seiner Umwelt bezieht.

Die Experimente demonstrierten zudem unsere untrennbare Verbindung mit der Natur und deren unersetzbare Rolle bei der Bewahrung und Festigung unserer geistigen, seelischen und körperlichen Gesundheit. Ich kann ohne jede Übertreibung sagen, dass ohne diese

Experimente die Philosophie der Gesundheit nicht entstanden wäre, welche dem Menschen in unserer unruhigen, widersprüchlichen Welt einen Halt gibt, und zwar dank der Kenntnis und der Beachtung der Naturgesetze.

Die Wissenschaft von der Natur

Was sind das für Gesetze und warum müssen wir ihnen unter Verzicht auf die eigenen Wünsche so demütig folgen, anstatt nach unseren eigenen Gesetzen und Regeln weiterzumachen, die doch ein vernünftiges Prinzip in unser Leben gebracht haben, das das Zusammenleben von sechs Milliarden Erdbewohnern regelt? Derartige Fragen kann man viele stellen, aber die Antwort bleibt immer die gleiche: Der Mensch ist nur Teil der Natur, ein ausnehmend wichtiger zwar, aber eben ein Teil. Deshalb sind die menschlichen Gesetze nur für den »internen Gebrauch« des menschlichen Zusammenlebens geeignet, und auch da bei weitem nicht immer, während die Naturgesetze alle Lebewesen einschließen, seien es mikroskopisch kleine Bakterien oder tonnenschwere Wale. Alles Leben auf der Erde wurde von der Natur hervorgebracht, nach ihren Ideen und Entwürfen, aus ein und demselben Material, einer mit Leben erfüllten Substanz – der belebten Materie. Auf diese Besonderheit hat einst der Nobelpreisträger Szent-Györgyj sein Augenmerk gerichtet, welcher der Meinung war, dass »nur eine einzige belebte Materie existiert, welche die Erdkugel bevölkert und im Prozess der Anpassung an unterschiedliche Bedingungen unterschiedliche Formen, Farben und Komplexität annimmt. Das Leben ist ungeachtet der großen Vielfalt seiner Erscheinungsformen auf ein und derselben begrenzten Zahl von grundlegenden Prinzipien gebaut, egal wo und in welcher Form wir ihm begegnen; zwischen ›König und Kohlkopf‹ besteht kein realer Unterschied.«

Deshalb kann eine Philosophie der Gesundheit, welche den einzelnen Menschen mit all seinen psychischen, geistigen und anatomisch-physiologischen Besonderheiten ins Zentrum ihrer Aufmerksamkeit rückt, das Problem seiner Gesundheit nicht isoliert von dem Problem der Gesundheit der gesamten belebten Natur der Erde betrachten. Seinem Wesen nach ist dieses Problem ein übergreifendes, das ohne die persönliche Teilnahme jedes Einzelnen von uns und der Menschheit im Ganzen nicht gelöst werden kann. Der große russische Naturforscher W.I. Wernadskij hat mehrfach den Gedanken geäußert, dass »der Mensch und die Menschheit auf engste Weise mit der lebenden Substanz verbunden sind, die unseren Planeten besiedelt, und dass wir durch keinen wie auch immer gearteten physischen Prozess von ihr getrennt werden können.«

Bevor wir das Gespräch über die Gesundheit des Menschen fortsetzen, rate ich Ihnen, hier die erste Kerbe in ihrem Gedächtnis zu schlagen, welche uns die Suche nach einem neuen Weg zur Lösung des gesamten Problems sowie die Suche nach einem Zwischenergebnis erleichtern wird. Also, was haben wir bisher erfahren? Gar so wenig ist das nicht!

Erstens wissen wir jetzt, dass der Mensch kein streunender Geselle ohne Herkunft und Abstammung ist, und auch kein gottähnlicher Herrscher der Natur, der nur seinen Launen und Wünschen unterworfen ist, sondern ein Teil der mit Leben erfüllten Substanz, der belebten Materie – von ihr geboren, gesäugt und gefüttert und mit ihr verbunden durch eine unzertrennbare Nabelschnur.

Zweitens wissen wir, dass der Mensch und die ganze belebte Materie insgesamt ein untrennbarer Teil des endlosen Universums sind, von welchem wiederum der uns Obdach und Nahrung gebende Planet Erde nur ein winziges Staubkorn ist, und dass der Mensch den ehernen Gesetzen dieser Welt untersteht – den Gesetzen der Natur.

Von diesen Gesetzen gibt es eine Vielzahl, zumal die belebte Materie mitsamt dem Menschen gleichzeitig in drei Welten existiert: in der Mikrowelt der Elementarteilchen und Atome, in der Welt der irdischen belebten und unbelebten Natur und in der Makrowelt des Alls, mit welcher sie durch tausend Fäden verbunden ist. In jeder dieser Welten existieren eigene Gesetze, ein eigenes Raum-Zeit-System und eigene Wirkungskräfte, die sich auch in der Existenz der lebenden Organismen spiegeln. Aber wir müssen uns nicht auf den Spuren der Gelehrten in die Geheimnisse dieser Welten vertiefen, wir müssen nicht zusammen mit den Biophysikern und Biochemikern die konkreten Wirkungsmechanismen der dort herrschenden Gesetze auf die belebte Materie insgesamt studieren.

Für uns ist es viel wichtiger zu verfolgen, wie die Gesamtwirkung dieser Kräfte sich in den Lebensprozessen der belebten Materie spiegelt.

Einheit in der Vielfalt

Sie haben sich wohl schön öfter die Frage gestellt, was das wohl für Naturgesetze sein mögen, die für jeden von uns bindend sind. Dieses Thema kann man ausführlich erörtern, aber es ist kaum erforderlich, über jedes dieser Gesetze einzeln zu sprechen, oder darüber, wie sie untereinander abgestimmt sind und wie sie sich auf unser Leben auswirken. Deshalb beschränke ich mich darauf, drei von ihnen zu nennen und kurz zu charakterisieren. Um den Gegenstand des Gesprächs anschaulicher zu machen, verwende ich den Vergleich der belebten Materie mit einem breiten Strom, der sich auf der Erdoberfläche ausbreitet, die kleinsten Vertiefungen und Erhebungen überschwemmt und die unteren Schichten der Atmosphäre erfasst.

Sogleich kommt die Frage auf, woher er kommt, dieser Strom, wo er seinen Anfang nimmt oder, mit anderen Worten, wie das Leben auf die Erde gekommen ist. Heute ist sich die Mehrheit der Gelehrten einig, dass das Leben erstens von außen auf unseren Planeten gekommen ist und dass zweitens die belebte Materie ein ebensolcher Bestandteil des Universums ist wie die unbelebte – die Energie, der Raum, die Zeit und die Information. Das heißt, sie war immer da, sie lebte, und sie entwickelte sich nach ihren Gesetzen und Prinzipien, welche übrigens ziemlich weit von denen entfernt sind, die Darwin einst in seiner Theorie der Evolution formulierte. Wie Sie noch aus dem Schulfach Biologie wissen, war er der Meinung, die belebte Materie würde sich in einem Anpassungsprozess an die auf der Erde stattfindenden Veränderungen der Lebensbedingungen anpassen, und als Ergebnis dieser Veränderungen sei der Mensch entstanden.

Ich würde Ihnen das komplizierte Thema der Entwicklung der belebten Materie auf der Erde gern ersparen, hätte es nicht eine unmittelbare Bedeutung für uns, unseren Verstand und unsere geistige, seelische und körperliche Gesundheit.

Wie sieht es denn tatsächlich aus? Ja, es finden Veränderungen der Lebensbedingungen statt, aber nicht sie sind die Haupttriebkräfte der Evolution. Sie zwingen nur die einheitliche belebte Materie, um mit den bereits eingeführten Begriffen von Szent-Györgyj zu sprechen, neue »Formen, Maße, Farbe und Komplexität zu erwerben«. Anders ausgedrückt, nicht die sich ändernden Bedingungen auf der Erde haben das Leben bzw. die belebte Materie entstehen lassen, sondern an einem bestimmten Punkt der Erdentwicklung waren die Bedingungen günstig genug, um den »Import« belebter Materie aus dem Universum zu ermöglichen. Wir müssen davon ausgehen, dass wir es mit einer »Besiedelung« eines neuen kosmischen Objekts – des Planeten Erde – durch die belebte Materie des Alls zu tun haben. Manche Formen festigen sich, manche verschwinden und sterben aus – alles eine Sache des Zufalls.

Kann es also sein, dass auch das Auftreten des Homo sapiens so ein Zufall war? Hätte auch er wieder aussterben können, wie zum Beispiel die Dinosaurier?

Nein, das hätte er nicht. Sein Auftreten wurde von einer anderen Gesetzmäßigkeit hervorgerufen, die den realen Prozess der Evolution der einheitlichen belebten Materie mit eiserner Logik bestimmt und die im ganzen Universum gilt, ohne jemals von der Veränderung der Umwelt abzuhängen. Die Evolution bewegt sich nämlich in Richtung einer Sicherung ihres Überlebens unter jeglichen, auch ungünstigen Existenzbedingungen.

Diese Fähigkeit gründet sich auf eines der fundamentalen Naturgesetze – das Gesetz der wachsenden Komplexität der Selbstorganisation der belebten Materie.

Bereits im 19. Jahrhundert lenkte der große amerikanische Naturforscher, Geologe, Paläontologe und Mineraloge D. D. Dahn die Aufmerksamkeit darauf, dass sich im Verlauf der geologischen Zeit auf unserem Planeten der zentrale Nervenapparat bei einem Teil seiner Bewohner im Vergleich zu früher immer stärker entwickelt – das Gehirn.

Es ist das vollendetste Organ sämtlicher auf der Erde existierender Mechanismen und Systeme und hat die Aufgabe, für das Gleichgewicht zwischen der Innenwelt des Organismus und seiner Außenwelt zu sorgen.

Der Vorzug des komplex organisierten Gehirns gegenüber anderen Verknüpfungsmechanismen zwischen Innen- und Umwelt von Organismen besteht darin, dass das Gehirn den Grad der Freiheit des Tieres bedeutend erhöht. Mit Gehirn ausgestattete Tiere können sich auf der Nahrungssuche frei bewegen, was ihre Überlebenschancen stark verbessert. Dank der mit dem Gehirn verbundenen Sinnesorgane erhöht sich die Informationsmenge, die es aus seiner Lebensumwelt erhält, um ein Vielfaches, was es den Tieren erlaubt, flexibler auf jegliche Schwankung in ihren Existenzbedingungen zu reagieren.

Mit dem Auftreten des Gehirns wächst der Umfang des Gedächtnisses seines Trägers in gigantischem Ausmaß, und folglich auch die Speicherkapazität für »standardisierte« Programme, welche es dem Organismus des Tieres erlauben, schnell und mit geringen Energieverlusten die in der Vergangenheit einmal gefundenen Anpassungsregeln an diverse Veränderungen in ihrer Umwelt zu reproduzieren, wenn diese Veränderungen wiederholt auftreten.

Aber sogar den »verständigsten« hoch entwickelten Tieren fehlt die wichtigste Fähigkeit des Menschen, welche ihm sein Überleben sogar in einer für ihn ungünstigsten Umgebung sichert – die Fähigkeit zu denken. Der dem Menschen von der Natur geschenkte Verstand erlaubt es ihm, die Umwelt an seine Bedürfnisse anzupassen, anstatt sich an die Veränderungen in seiner Umwelt anpassen zu müssen. Somit sichert sich die lebende Natur, indem sie auf den von ihr besiedelten Planeten des Universums Wesen schafft, die ähnlich dem Menschen mit Verstand ausgestattet sind, ihre eigene Unsterblichkeit.

Aber die wachsende Komplexität der belebten Materie wird in der Natur nicht durch bloßes Hinzufügen gleichartiger lebender Bausteinen erreicht, sondern durch den Umbau der gesamten belebten Konstruktion, also durch die Einführung neuer Organe und Systeme mit Funktionen, welche die bisher existierenden Arten nicht besessen haben. Das »Konstruieren« und Herstellen derselben könnte den Prozess der Evolution der belebten Materie lange hinausziehen, wäre da nicht eine andere Besonderheit, welche vom Prinzip der Universalität herrührt, das von dem Gelehrten A.M. Ugolew entdeckt wurde.

Beim Studium der Lebensprozesse der unterschiedlichen Organismen richtete Alexander Michajlowitsch Ugolew sein Augenmerk darauf, dass die Art dieser Prozesse und die Mechanismen ihrer Umsetzung nicht nur ähnlich, sondern identisch sind. Diese Beobachtung gab ihm die Grundlage für seine Behauptung, dass die Gesetzmäßigkeiten des Aufbaus und der Funktion biologischer Systeme allgemeingültig sind, dass ein Mechanismus, der einer Art von Organismen eigen ist, weit verbreitet oder gar universell sein muss. Die lebende Materie muss sozusagen das Fahrrad nicht immer wieder neu erfinden, weil es längst nicht nur erfunden ist, sondern mittlerweile in einer Vielzahl von Varianten existiert.

Ich kann nicht umhin, hier auch das dritte wichtige Prinzip zu nennen, welches das Wesen der belebten Materie prägt – das Prinzip der energetischen Zweckmäßigkeit.

Der geniale Wladimir Wernadskij formulierte mehrfach den Gedanken, dass Organismen nur so lange leben, wie der materielle und energetische Austausch zwischen ihnen und ihrer Umwelt nicht unterbrochen wird. Dieser Austausch zwischen einem lebenden Organismus und seiner Lebensumwelt, welcher – wie wir noch sehen werden – auch das Weltall umfasst, ist mit einem lebhaften Dialog vergleichbar, der niemals unterbrochen wird.

Der Austausch vollzieht sich nicht chaotisch, er ist vielmehr durch strenge Gesetzmäßigkeiten reguliert, deren wichtigste lautet, dass jeder beliebige lebende Organismus aus seiner Umwelt genau so viel Substanz und Energie bezieht, wie er zum normalen Leben braucht. Dabei, dies haben die Untersuchungen zahlreicher Gelehrter gezeigt, gehen alle in ihm stattfindenden Prozesse mit dem zum jeweiligen Zeitpunkt geringsten möglichen Energieverbrauch vonstatten.

Diese Gesetzmäßigkeiten liegen dem oben erwähnten Prinzip der energetischen Zweckmäßigkeit zugrunde, welches eine wichtige Rolle im Leben des Menschen spielt. Es dient der Erhaltung und Förderung seiner geistigen, seelischen und körperlichen Gesundheit.

Am Ende dieser kurzen Charakterisierung der drei wichtigsten Prinzipien, welche der Lebenstätigkeit jedes Organismus zu Grunde liegen, möchte ich unterstreichen, dass dies das Minimum an Wissen über die Grundgesetze der Natur ist, welches unverzichtbar ist für die weitere Beschäftigung mit dem System der Natürlichen Gesundung.

KAPITEL II

Mensch, Erde, Kosmos

Ist die Umwelt »um« uns?

Bevor wir unsere Auseinandersetzung mit der Philosophie der Gesundheit fortsetzen, schlagen wir die zweite Kerbe in unser Gedächtnis und halten das zweite Zwischenergebnis fest, um die Logik unserer Schlüsse zu überprüfen. Die erste Kerbe sollte uns daran erinnern, dass der Mensch lediglich ein Teil der belebten Materie ist und sich zusammen mit ihr den einheitlichen, feststehenden Naturgesetzen unterwirft.

Jetzt haben sich unsere Kenntnisse erweitert und wurden durch die Vorstellung ergänzt, dass die belebte Materie ebenso ein Element des Universums ist wie die unbelebte Materie, wie Raum und Zeit, wie Energie und Information. Wir haben außerdem geklärt, dass die Evolution der belebten Materie kein lokaler Prozess ist, der nur auf dem Planeten Erde aufgrund der dort vor sich gehenden Veränderungen stattfindet, sondern dass es sich bei ihr vielmehr um ein Phänomen von universeller Bedeutung handelt, das die gesamte im Weltraum angesiedelte belebte Materie umfasst. Die Träger der Vernunft, die mit der Fähigkeit ausgestattet sind, sich nicht wie andere Lebewesen an die Veränderungen der Umwelt anzupassen, sondern im Gegenteil diese Umwelt an ihre eigenen Bedürfnisse anzupassen und ein organisierendes Prinzip in ihre Entwicklung einzubringen, sind dazu berufen, Garanten und Hüter des Lebens zu werden. Auf unserer Erde ist dies der HOMO SAPIENS, der vernunftbegabte Mensch.

Im Wesentlichen ist jedem Einzelnen von uns und allen zusammen diese Macht über alle Existenz auf unserem Planeten gegeben, eine Macht, von welcher nicht einmal die bekanntesten Diktatoren der Geschichte träumen konnten. Zu unserer Schande tut es die Mehrheit der Menschen, die sich doch ausdrücklich von diesen Diktatoren distanzieren, ihnen aber gleich, wenn sie die Interessen der unserer Fürsorge anvertrauten Natur und der Biosphäre der Erde vernachlässigt, die der gesamten belebten Materie des Planeten und auch uns Schutz gewährt. Indem wir Luft, Wasser und Boden – und zusammen mit ihnen auch unsere Nahrung – mit Giftmüll und Abgasen der industriellen und landwirtschaftlichen Produktion verseuchen, versäumen wir es nicht nur, die Umwelt an unsere Bedürfnisse anzupassen, sondern machen sie im Gegenteil immer unwirtlicher für ein menschenwürdiges Leben – ein Leben ohne Krankheiten und ohne Angst um die eigene Gesundheit und die Gesundheit unserer Kinder.

Heute ist es sehr modern, von »ökologisch reinen« Lebensmitteln zu sprechen. Aber das ist eine weitere Illusion, mit Hilfe derer wir versuchen, uns selbst zu betrügen und uns ein inneres Gleichgewicht zurückzugeben. Um wirklich ökologisch saubere Lebensmittel zu bekommen, müssten wir nicht nur auf die Anwendung von chemischen Düngern, Herbiziden, Insektiziden, Pestiziden, Konservierungsmitteln und Farbstoffen verzichten, sondern darüber hinaus unsere Felder vollständig von der Umwelt isolieren und die Böden für das Saatgut, die Luft und das Wasser von den darin enthaltenen Schadstoffbelastungen reinigen. Technisch wäre das vielleicht sogar machbar, aber für mich persönlich und für Sie wohl auch, bewegt sich eine solche Aufgabenstellung gelinde gesagt jenseits des gesunden Menschenverstandes. Statt nach natürlicher Harmonie mit der belebten und unbelebten Natur der Erde zu streben, die unser ureigenster Lebensraum ist, verwandeln wir sie nach und nach in einen Ort, der für keinerlei Leben mehr geeignet ist. Und alle verfügbaren kollektiven oder individuellen Schutzvorkehrungen werden uns nicht helfen können, weil die Umwelt uns nicht nur umgibt, sondern ein untrennbarer Teil unseres eigenen Körpers ist.

Urteilen Sie selbst. In der Vorstellung der Mehrheit der Menschen existiert eine unüberschreitbare Grenze zwischen der Umwelt und der Innenwelt des menschlichen Organismus. Dieser Ansicht liegt ein quasi offensichtliches Faktum zugrunde: Unser Körper ist von Haut ummantelt, welche unser äußerer »Panzer« ist und die Stürme abfängt, die in der uns umgebenden Welt toben.

In Wahrheit aber ist der menschliche Organismus buchstäblich offen, um die in ihrer Harmonie so herrliche Welt in sich aufzunehmen. Wie viele von Ihnen wissen, ist unsere Haut eine poröse Membran, durch welche ungehindert Licht, kosmische Strahlung und Atmosphärengase in unser Körperinneres eindringen, darunter auch der Stickstoff, jenes wichtige chemische Element, ohne das überhaupt kein Leben auf der Erde möglich wäre. Somit schneidet uns die Haut nicht von der Außenwelt ab, sondern verbindet uns vielmehr mit ihr.

Beschränkt sich die Oberfläche unseres Körpers auf die Haut, welche gerade einmal zwei Quadratmeter ausmacht? Die Mehrheit der wissenschaftsfernen Menschen wird das bejahen – und sich dabei irren. Denken Sie einmal nach: Was ist der Verdauungstrakt des Menschen? Seinem Wesen nach besitzt er die gleiche Oberfläche wie die Haut, nur nach innen gezogen. Der Darmtrakt ist mit der Außenwelt durch eine Eingangs- und eine Ausgangsöffnung verbunden, welche sich bei der Nahrungsaufnahme und bei der Ausscheidung der Abfälle öffnen und schließen.

Somit ist der Magen-Darmtrakt des Menschen zugleich ein Teil der Außenwelt und ein wichtiges inneres Organ des menschlichen Körpers. Ich möchte anmerken, dass die Fläche der Wände des Magen-Darmtrakts, durch welche ein ständiger intensiver Austausch zwischen der

Außenwelt und der Innenwelt des Menschen stattfindet, etwa 40 m^2 ausmacht.

Aber das ist noch nicht alles. Vergessen wir nicht unsere Atemwege: die Trachäen, die Bronchien, die Alveolengänge mit den Alveolen – das sind die winzigen Bläschen, in denen sich der Gasaustausch zwischen der Außen- und der Innenwelt des Organismus vollzieht. Die Wände der Atemwege bilden ebenso eine Oberfläche des menschlichen Körpers, die tief in den Körper hineinreicht und deren Fläche mit etwa 150m^2 75-mal so groß ist wie die Fläche der Haut. Ähnlich dem Verdauungstrakt spielt auch der Lungenapparat eine Doppelrolle: Er ist zugleich Teil der Welt, die uns umgibt, und ein untrennbarer Teil des menschlichen Organismus, ein inneres Organ.

Was bleibt da noch von dem im öffentlichen Bewusstsein verankerten Bild der »Autonomie« unseres Organismus, von seiner »Abgetrenntheit« von der Umwelt? Unterm Strich nichts. Von was für einer Abgetrenntheit kann die Rede sein, wenn die Oberfläche unseres Körpers, durch welche ein pausenloser in zwei Richtungen verlaufender Strom von Substanz, Energie und Information fließt, etwa 200 m^2 Fläche fasst?

Ein noch beeindruckenderes Bild eröffnet sich unserem Blick, wenn wir uns den Verbindungen des menschlichen Organismus mit dem in seiner Größe und Weisheit unendlichen Universum zuwenden.

»Ein irdisches Echo der Sonnenstürme«

Diesen poetischen und gleichzeitig wissenschaftlich korrekten Titel trägt die Monographie des großen russischen Gelehrten A.L. Tschischewskij. Darin wies er als Erster auf die enge Abhängigkeit der auf der Erde stattfindenden Prozesse von der Sonnenaktivität hin. Die darauf folgenden Untersuchungen von Forschern verschiedener Länder erweiterten und vertieften unsere Vorstellungen von der Auswirkung der Sonnenstrahlung auf der Entwicklung des Lebens auf unserem Planeten. Sie verdeutlichten uns die unzertrennliche Verbindung zwischen der irdischen Biosphäre und kosmischen Faktoren wie der Sonnenaktivität. Letztere Verbindung ist derart eng und beständig, dass die heute übliche Teilung der Innenwelt des Organismus und der äußeren Umwelt als eine Art künstliche Anordnung eingestuft werden muss, die ausschließlich der Vereinfachung eines Bildes extrem komplizierter Wechselbeziehungen zwischen belebter Materie und Universum dient.

Bei der Bewertung helfen uns die Ergebnisse eines internationalen Experiments, welches gleichzeitig von Wissenschaftlern verschiedener Länder zur Untersuchung der Dynamik der Eigenschaften von einfachem Wasser durchgeführt wurde. Zu diesem Zweck wurde an mehreren Orten der Erde zugleich der Charakter des Verlaufs bestimmter chemischer Reaktionen in Wasser untersucht. Das Ergebnis des Versuchs war umwerfend: Es stellte sich heraus, dass ganz gewöhnliches Wasser, aus Flüssen, Seen und Meeren an verschiedenen Stellen der Erde entnommen, absolut synchron seine Eigenschaften verändert. Das bedeutet zum Beispiel, dass eine gleichzeitige und gleichartige Veränderung der Geschwindigkeit chemischer Reaktionen stattfindet und dass die bei diesen Versuchen absorbierte oder freigesetzte Wärme ebenfalls synchron reagiert. Die Gelehrten kamen zu dem Schluss, dass die kosmische Strahlung und die kosmischen Felder für dieses Ergebnis verantwortlich sind.

Was diese Schlussfolgerung für uns bedeutet, ist leicht zu erkennen, wenn wir uns an einen bekannten Umstand erinnern: Der menschliche Körper besteht zu 70% aus Wasser, das Gehirn gar zu 90%. Außerdem sind zwei weitere Umstände zu beachten: Erstens geschehen sämtliche chemischen Reaktionen, die die Lebenstätigkeit unseres Organismus sichern, ausschließlich in einem wässerigen Milieu, und zweitens wirken kosmische Faktoren unmittelbar auf das im menschlichen Körper enthaltene Wasser unter Umgehung sämtlicher Schutzmechanismen. Mit anderen Worten, wir können uns nicht nur nicht gegen den alles durchdringenden Einfluss des Universums wehren, sondern wir fangen seinen mächtigen Atem vielmehr mit jeder der 50 Milliarden Zellen ein, aus denen unser Organismus besteht. Dabei können wir mit vollem Recht behaupten, dass die kosmischen Faktoren, indem sie auf die physiologischen Prozesse unseres Gehirns einwirken, auch unmittelbar auf unsere geistige Haltung einwirken, auf unser geistiges, psychisches und physisches Leben, auf Emotionen und Verhalten.

Mangel an Information

Heute muss man niemanden mehr von der Wichtigkeit der Information in unserem Leben überzeugen. Die Information spielt eine entscheidende Rolle bei der Ausbildung unseres Verstandes, welcher den Menschen vom Tier unterscheidet. Aber sind wir uns dessen bewusst, dass der Austausch von Information nicht nur das Leben der menschlichen Gemeinschaft bestimmt, sondern auch eine der Bedingungen für die Existenz von lebenden Organismen, der belebten Materie überhaupt ist?

Leider nimmt dieser Austausch, angewandt auf den Menschen, heute eine immer weniger tragende Rolle ein. Wenn Ihnen plötzlich auffällt, welche Informationen Ihnen Ihre Augen bringen, Ihr Gehör, Ihr Geruchssinn, Ihr Geschmackssinn, werden Sie sich augenblicklich davon überzeugen, dass Sie einen großen Teil dieser Informationen Ihrer Zugehörigkeit zur menschlichen Gesellschaft verdanken. Nur ein verschwindend kleiner Anteil der Information kommt unmittelbar aus der belebten Natur.

Noch ist dieses Problem kein Thema für die Wissenschaft, obwohl uns die Praxis zeigt, dass die Natur eine mehr als untergeordnete Rolle bei der Bewahrung unserer Gesundheit spielt. Denn die Sinnesorgane des Menschen wurden vor Hunderttausenden von Jahren auf die Aufnahme von Informationen unmittelbar aus der Natur programmiert. Und wer annimmt, dass es für unsere Augen und Ohren keine Rolle spielt, welcher Art die von ihnen empfangenen Informationssignale sind, der irrt gewaltig. Ich bin zutiefst davon überzeugt, dass die konstruktiven Besonderheiten unserer Sinnesorgane, ihre »technischen« Charakteristika, ausdrücklich für die Aufnahme von Informationen aus unserer natürlichen Umwelt optimiert sind. Um sich davon zu überzeugen, genügt es, an unsere ersten spontanen Worte zu denken, wenn wir in den Urlaub aufs Land fahren: »Mein Gott, was für eine Stille!« Und das, obwohl es in der Natur keine absolute Stille gibt: Sie hören das Gezwitscher der Vögel, das Flüstern des Laubs, den Hahnenschrei und die Stimmen vereinzelter Menschen. Doch jeder dieser Laute existiert quasi für sich allein, er behält seine »Intonation«, er vermischt sich nicht mit den anderen und ermüdet nicht unsere Psyche, wie das in der Stadt mit ihrem gesichtslosen, gleichgültigen, »drückenden« Getöse geschieht.

Die Selbstisolierung des modernen Menschen von der Natur, dessen Ergebnis ein chronisches Informationsdefizit ist, spiegelt sich verhängnisvoll in seiner körperlichen, aber vor allem in seiner geistigen Gesundheit, seiner Moral.

Das charakteristische Merkmal, das das System der

Natürlichen Gesundung von allen anderen Systemen der komplexen Einwirkung auf den menschlichen Organismus unterscheidet, ist seine intensive Nutzung von Naturinformationen zum Zweck, die natürliche Selbstregulierung optimal zu gestalten, in deren Mechanismus das Gehirn die Hauptrolle spielt. Aber seine Gesundheit hängt, wie wir jetzt wissen, ebenso vom Charakter der Informationen ab, die ihm von den Sinnesorganen geliefert werden.

In meiner langjährigen ärztlichen Praxis hat sich herauskristallisiert, dass man dem Menschen nur die Welt der natürlichen Information zurückgeben muss, und der Zustand seiner geistigen und körperlichen Gesundheit bessert sich augenblicklich. Erstmals überzeugte ich mich davon Ende der vierziger, Anfang der fünfziger Jahre, als mein System der Natürlichen Gesundung im Entstehen begriffen war. Es gründet sich, wie der Name schon sagt, bei der Behandlung der unterschiedlichsten chronischen Erkrankungen auf die Verwendung natürlicher, naturgemäßer Faktoren.

In den fünfzig Jahren seiner Existenz und praktischen Anwendung hatte ich die Möglichkeit zu beobachten, wie komplexe Naturfaktoren, die über die Sinnesorgane auf das Gehirn des Menschen einwirken, die Gesundheit untrüglich wiederherstellen, das geistige und intellektuelle Potenzial stärken und die Arbeitsfähigkeit erhöhen.

Das wird mit dynamischem autogenem Training erreicht, welches zusammen mit einer bestimmten Heilkost den Kern meines Systems ausmacht. Wenn wir im Rahmen der Schulen der Gesundheit praktische Übungen in der Natur durchführen, lenke ich die Aufmerksamkeit meiner Schüler auf die Harmonie der Farben, der Töne und Gerüche in der lebendigen Natur, lehre sie mit ihrem ganzen Gefühl das weiche Grün der Birken zu empfinden, dem Rascheln des Laubs und den tönenden Stimmen der Vögel zu lauschen, die Gerüche von Gräsern und Blumen, die zärtliche Berührung des frischen Morgenwindes, die Wärme der Sonnenstrahlen und das reine tiefe Blau des Himmels wahrzunehmen. Daraufhin geschieht direkt vor meinen Augen ein Wunder: Die Gesichter meiner Schüler erhellen sich, die Bewegungen nehmen eine natürliche Weichheit an, die Schultern strecken sich, der Körper richtet sich auf, die Atmung wird gleichmäßig und rhythmisch.

Wie kann man einen so umwerfenden Heileffekt der Naturinformation erklären? Dies geschieht vor allem durch ihren harmonischen Charakter.

Lebensharmonie

Vielleicht erscheint diese Feststellung dem einen oder anderen zu kategorisch. Denn vielen ist bereits der Begriff Harmonie zu flüchtig, zu verschwommen. Dabei geschieht es wirklich auf diese Weise. Und darüber hinaus ist die Harmonie nicht nur die Grundlage des Lebens, sondern auch des gesamten Weltgebäudes.

In ihrer Übersetzung aus dem Griechischen bedeutet »Harmonie« Verbindung, Eleganz, Proportionalität der Teile und auch deren Verschmelzen zu einem einheitlichen organischen Ganzen. Zu ihrer Beschreibung existiert darüber hinaus ein konkreter mathematischer Ausdruck, der mit dem so genannten »Goldenen Schnitt« zusammenhängt, welcher dem Menschen seit Urzeiten bekannt ist. In seiner einfachsten Form kann man sich ihn als das Verhältnis zweier ungleicher Abschnitte einer Strecke vorstellen, wobei die Länge des größeren Abschnitts durch die Länge des kleineren geteilt die Zahl 1,618 ergibt oder umgekehrt die Länge des kleineren Abschnitts geteilt durch die Länge des größeren die Zahl 0,618.

Nach den Gesetzen des Goldenen Schnitts ist beispielsweise die musikalische Tonreihe entwickelt worden. Im gleichen Verhältnis stehen die Entfernungen der Planetenbahnen zur Sonne, was seinerzeit Johannes Kepler zum Anlass nahm, von der »Sphärenharmonie« zu sprechen.

Es stellte sich ebenso heraus, dass die angeführten Zahlen in der Computersprache verwendet werden können. Dies vereinfacht komplizierte Rechenoperationen enorm, was wiederum nahelegt, diese Zahlen als Grundlage einer »natürlichen« Mathematik zu betrachten, nach welcher auch unsere Umwelt und unser eigener Körper aufgebaut sind.

Am verwunderlichsten ist für mich, dass wirkliche Harmonie, worin auch immer sie sich ausdrückt, in unserem Bewusstsein das Gefühl von Schönheit und Vollkommenheit auslöst. Es erhebt sich sofort die Frage, auf welche Weise unser Gehirn etwa die Schönheit eines stillen Birkenhains an einem Sommertag erfasst, wenn ihm die Sinnesorgane die unterschiedlichsten Informationen »liefern«. Visuelle Bilder, das Rascheln des Laubs, Vogelstimmen und Gerüche fließen in unserem Bewusstsein zusammen, um dort ein Gefühl von Schönheit und Lebensfreude auszulösen. Wir rechnen nicht erst aus, in welchem Verhältnis die Frequenzen von Licht und Schallwellen zu den Gerüchen von Gräsern und Blumen stehen und ob dieses Verhältnis den uns inzwischen geläufigen geheimnisvollen Zahlen 1,618 und 0,618 entspricht. Wirkliche Schönheit, Vollkommenheit und Harmonie trifft uns sekundenschnell mitten ins Herz und löst Gefühle von Erstaunen, Entzücken, innerer Reinigung und Heiterkeit aus.

Aber was für ein unsichtbarer »Mathematiker« gibt uns die Möglichkeit, die Harmonie so schnell und fehlerfrei vom Chaos zu unterscheiden, das Schöne vom Hässlichen? Es ist unser Zentralnervensystem und dabei vor allem das in seiner Vollkommenheit unübertreffliche Gehirn. Genau dort fließen sämtliche Informationen aus unserer Umwelt und aus unserer eigenen Innenwelt zusammen. Das Gehirn konzentriert und analysiert diese Informationen und formt daraus das ganzheitliche Bild einer herrlichen Welt, in welcher zu leben wir das Glück haben. Es setzt sie in Beziehung zu unserem eigenen seelischen und körperlichen Zustand.

Diese Aufgabe ist unvergleichbar schwer. Dutzende, Hunderte, Tausende unterschiedlichste Signale aus unserer Umwelt und aus der Innenwelt unseres Organismus strömen auf unser Gehirn ein. Man ist verleitet zu denken, das Ergebnis müsste ein fürchterliches Durcheinander von Tönen, Lichtsignalen, Blitzen, Gerüchen, Geschmacks- und Tastempfindungen sowie Signalen unserer innerer Organe sein, aber dem ist keineswegs so. Die gesamte eintreffende Information wird vielmehr augenblicklich in eine unserem Gehirn verständliche Sprache übersetzt und ausgewertet, woraufhin eine ebenso unmittelbare Reaktion erfolgt. Dabei empfinden wir, vorausgesetzt wir sind gesund, keinerlei Unannehmlichkeiten. Alles geht seinen Gang, und zwar meist ohne Mitwirkung unseres Bewusstseins: Im richtigen Augenblick schalten sich die notwendigen körperlichen Prozesse ein, es kommt zu diversen chemischen Reaktionen, und das Ergebnis ist eine einmalige Harmonie des Lebens.

Aber wie oft wir das Wort Harmonie auch wiederholen, wir kommen dem Verständnis seines tieferen Sinns um keinen Deut näher, ehe wir nicht zwei prinzipiell wichtige Fragen beantwortet haben: Erstens, was ist das für eine universelle Sprache, in welche unser Zentralnervensystem die gesamte im Gehirn eintreffende verschieden geartete Information übersetzt? Und zweitens, auf welche Weise entsteht aus dem Chaos dieser »schwer verdaulichen« Information in unserem Bewusstsein wie durch Zauberhand ein elegantes, konzentriertes Bild der uns umgebenden vielfältigen Welt?

Ich habe noch nicht die dritte, die wichtigste Frage zur Sprache gebracht, die sich aus den beiden ersten ergibt: Auf welche Weise reagiert das menschliche Gehirn auf die kleinsten Veränderungen in der uns umgebenden belebten und unbelebten Natur, wenn es entsprechend die gesamte Arbeit unseres Organismus umstellt und die für ihn effektivsten Schritte wählt, die den geringsten Energieverbrauch erfordern?

Dieser dritten Frage, welche uns eine Vorstellung der Selbstregulierung des menschlichen Organismus gibt, wird ein eigenes Kapitel gewidmet sein, welches ich die »Physiologie der Harmonie« nenne.

In der »internationalen« Sprache der Natur

Was ist das also für eine einheitliche Sprache, die ausnahmslos allen Lebewesen verständlich ist und es ihnen erlaubt, ungehindert Informationen nicht nur unter ihresgleichen auszutauschen, sondern auch mit der sie umgebenden unbelebten Natur, auf die dort stattfindenden Prozesse zu reagieren und sich an jegliche Veränderungen in der Umwelt anzupassen?

Heute ist eine zunehmende Anzahl von Gelehrten zu

der Auffassung gelangt, dass allen Prozessen biologischer Selbststeuerung Schwingungs- und Wellenbewegungen zu Grunde liegen. Es wurde festgestellt, dass die Wechselwirkung beliebiger Schwingungen und Wellen allgemeinen Gesetzmäßigkeiten unterworfen ist. Diese erlauben es den unterschiedlichsten Systemen, Informationen auszutauschen, was eine wichtige Rolle in der Selbstorganisation der Systeme sowohl der belebten als auch der unbelebten Natur spielt.

Um die ganze Wichtigkeit dieses Phänomens zu begreifen, wollen wir uns in Erinnerung rufen, was eine Schwingung ist. Sie ist eine Form der Bewegung oder Veränderung eines Zustandes, die sich durch die Zahl ihre Wiederholungen unterscheidet. Einfacher gesagt, alle Prozesse, die sich durch einen zyklischen, rhythmischen oder periodischen Charakter auszeichnen, haben eine Schwingungs- und Wellennatur.

Bei sämtlichen Schwingungsprozessen wird elektromagnetische Strahlung freigesetzt, welche die Lebewesen dann registrieren. Zu den Schwingungen verschiedener Dauer kann man die unterschiedlichsten Prozesse zählen: Sie reichen von elektromagnetischen Wellen bis zur rhythmischen Drehbewegung der Erde um die Sonne. Die ganze belebte Welt ist eine mächtige Quelle der unterschiedlichsten Schwingungen, die von den Molekülen im Zuge biochemischer Reaktionen, sich anspannender Muskeln, von den Nerven mit den durch sie gehenden Impulsen, vom Hirn im Zuge der Denkvorgänge etc. ununterbrochen absorbiert und ausgestrahlt werden. Somit ist – ungeachtet aller äußeren Unterschiede der Signale, die in unserem Gehirn eintreffen – die Information, welche diese Signale aus der äußeren Umwelt und aus unserem Inneren in sich tragen, in einer einheitlichen, allgemein verständlichen Sprache geschrieben – der Sprache der Schwingungs- und Wellenprozesse.

Ein Hologramm auf das Gedächtnis

Jetzt, da wir wissen, in welcher Sprache die belebte und die unbelebte Natur sich »zu verstehen geben«, können wir zur Beantwortung der zweiten wichtigen Frage übergehen: Auf welche Weise setzt sich in unserem Bewusstsein aus dem scheinbaren Chaos unterschiedlicher Information ein verallgemeinertes harmonisches Bild unserer Umwelt zusammen? Hierzu müssen wir uns einer »Erfindung«, vielmehr Entdeckung des Menschen zuwenden, welche allem Anschein nach in der belebten Natur längst in Verwendung ist – der Holographie. Jedenfalls sind viele Experten der Ansicht, dass eine Analogie zwischen der Holographie und dem Gehirn besteht.

Stellen sie sich vor, Sie befinden sich in einem absolut leeren Raum, und vor Ihnen in der Mitte des Raumes sehen Sie einen Tisch mit einer unglaublich schönen Vase. Aber kaum nähern Sie sich dieser Vase, um sie zu berühren, begreifen Sie die Täuschung: Sie haben keinen realen

Gegenstand, sondern vielmehr ein dreidimensionales Hologramm vor sich – die täuschend echte räumliche Darstellung eines Gegenstandes.

Was haben nun unser Gehirn und die Holographie gemeinsam? Vor allem ist es die Art und Weise, auf welche sie Information speichern. Nach Ansicht zahlreicher Gelehrter geschieht dies dadurch, dass in unserem Gedächtnis ein ganzheitliches, integrales Bild z.B. der oben erwähnten Vase eingeprägt wird. Die Speicherung des Bildes erfolgt dabei nicht in einem bestimmten Hirnabschnitt, sondern erstreckt sich auf den gesamten Hirnumfang. Das potenzielle Fassungsvermögen eines solchen Speichers ist schier grenzenlos. Die Verdichtung des Gedächtnisses beim Abspeichern eines dreidimensionalen Hologramms wird dadurch erreicht, dass eine Vielzahl von Hologrammen gleichzeitig ins Gehirn »eingeprägt« werden können, von denen jedes einzelne unabhängig existiert.

Die Analogie des dreidimensionalen Hologramms zum Gehirn erstreckt sich aber noch weiter als auf die Herstellung eines verdichteten Gedächtnisses. Auf Grundlage des sogenannten »ungestützten« dreidimensionalen Hologramms kann man einen assoziativen Speicher herstellen. Seine Eigenschaften sind unseren Denkvorgängen ausgesprochen ähnlich. Im Grunde hat jeder von uns andauernd mit dieser fundamentalen Eigenschaft unseres Gehirns zu tun – in jeder Minute seines bewussten Lebens: Kaum trifft ein kurzes Stück einer halb vergessenen

Melodie auf unser Ohr, ertönt in unserem Kopf auch schon eine ganze Symphonie, und ein vom Wind herangetragenes Aroma bringt uns sofort die Vorstellung von einer Blume. Ich sage gleich: Die hier angeführte Hypothese über den Speichermechanismus von Informationen in unserem Gehirn ist nicht die einzige ihrer Art, und insgesamt ist das Problem des menschlichen Gedächtnisses noch weit von seiner umfassenden Erforschung entfernt. Wenn ich aber trotzdem Ihre Aufmerksamkeit auf das holographische Modell gelenkt habe, dann mit einem Ziel: Ich wollte Ihnen die prinzipielle Möglichkeit zeigen, eine ganzheitliche Momentaufnahme unserer Umwelt zu erhalten, und zwar nicht nur ihres integralen individuellen Bildes, sondern einer Welt, die mit Gerüchen, Tönen und sogar Geschmack ausgestattet ist, einer Welt, die auf all unsere Sinnesorgane im selben Augenblick wirkt. Hier möchte ich besonders die Worte »im selben Augenblick« hervorheben, weil sich darin der Schlüssel zu dem verbirgt, was wir die Harmonie der belebten und unbelebten Natur nennen.

Was ist nun das Geheimnis der Harmonie der Natur? Es liegt darin, dass in ihr jedes Detail, jeder Punkt, jeder Strich in jedem Augenblick in seiner einzig möglichen Position und vor allem in optimaler Wechselwirkung zu allen anderen Details steht. Auch der Mensch war in nicht allzu ferner Vergangenheit noch nicht von der Natur abgetrennt, seine Existenz nicht außerhalb der ihren gedacht. Er ist mit ihr zu einem harmonischen Ganzen verschmolzen, hat von Kindesbeinen an ihre Sprache erlernt und sich organisch in das Informationsfeld der Natur eingefügt.

Leider kann man dies vom Informationsklima der modernen Gesellschaft nicht behaupten. Hier stürzt eine chaotische, unorganisierte Masse von zufälliger, bruchstückhafter, teilweise sich widersprechender Information auf das menschliche Gehirn ein, welche trotz all unserer Bemühungen nicht geeignet ist, ein harmonisches Bild einer ganzheitlichen Welt in unsere Köpfe zu bringen. Stattdessen erzeugt sie Unruhe in unserem Leben und Hast in unseren Gedanken. Als Ergebnis arbeitet unser Gehirn ständig in einem angespannten Anpassungszustand, was sich negativ auf die Selbstregulierung unseres Organismus sowie auf unsere geistige, seelische und körperliche Gesundheit auswirkt.

Hier beenden wir dieses Kapitel und formulieren für uns das dritte Zwischenergebnis: Die Einheit des Menschen mit der Natur ist nicht nur ein schönes poetisches Bild, das unser instinktives Hingezogensein zur Harmonie und Schönheit der Welt widerspiegelt, sondern auch objektive Realität, die durch die physiologischen Besonderheiten unseres Organismus bedingt ist.

Kapitel III

Die Physiologie der Harmonie

Die Selbstregulierung des Menschen.

Noch deutlicher zeigt sich unsere organische Einheit mit unserem Lebensraum, mit der uns umgebenden hochkomplexen und vielfältigen Welt, welche sich auch in den anatomisch-physiologischen Besonderheiten des menschlichen Organismus spiegelt, in seiner Fähigkeit zur Selbstregulierung. Dieser Begriff ist zweifellos jedem gut bekannt, der sich irgendwann mit meinem System der Natürlichen Gesundung befasst hat. In ihrer allgemeinsten Form ist die Selbstregulierung ein harmonisches Verschmelzen von menschlichem Körper, Geist und Umwelt zu einem einheitlichen Ganzen.

Ich habe bereits darauf hingewiesen, dass dem Gehirn die führende Rolle bei der Selbstregulierung des Menschen zukommt. Dem Gewicht nach ist es verhältnismäßig klein – etwa 1410 Gramm, was nicht mehr als 2% der Körpermasse eines durchschnittlichen Menschen ausmacht. Aber ungeachtet seines relativ kleinen Umfangs verbraucht des Gehirn 20% des Sauerstoffs, und auf die geistige Arbeit entfallen bis zu 25% aller energetischen Ressourcen des Menschen.

Seine Lage in unserem Organismus ist darüber hinaus absolut einzigartig.

Zunächst ist es ein Körperorgan wie jedes andere auch: Herz, Leber, Milz, Magen etc. Wenn der Organismus krank ist, dann werden sämtliche Organe und Systeme in diese Krankheit hineingezogen, darunter auch – oder vielmehr: vor allem – das Gehirn.

Zweitens ist das Gehirn jene Versorgungszentrale, die die geregelte Arbeit unseres Körpers als ein Ganzes sicherstellt. Im menschlichen Organismus, in jeder seiner Zellen, und davon besitzt er bekanntlich etwa 50 Milliarden, in jedem Organ und System, vollzieht sich eine so unüberschaubare Zahl an hochkomplexen physikalischen und chemischen Reaktionen, die sich zum Teil sogar gegenseitig ausschließen, dass wir ohne unser Gehirn, das Zeitdauer und Intensität dieser Reaktionen steuert und koordiniert, gar nicht existieren könnten.

Drittens ist das Gehirn das Organ, in dessen geheimnisvollen Tiefen sich unser Bewusstsein und unser Gedächtnis formen.

Viertens bewirkt gerade das Gehirn ein harmonisches Verschmelzen der Innenwelt des Menschen mit der Außenwelt zu einem einheitlichen Ganzen.

Alle von mir genannten Funktionen des Gehirns sind nicht voneinander getrennt, sondern miteinander verbunden und können nicht losgelöst voneinander stattfinden.

Um nicht allzu abstrakt zu bleiben, bringe ich an dieser Stelle ein Beispiel: Naturforscher haben herausgefunden, dass jeder biologischen Art eine chemische Zusammensetzung der Zellen eigen ist, die – den Worten unseres großen Landsmanns W. Wernadskij nach – ihr charakteristisches (und arteigenes) Merkmal ist und innerhalb bestimmter Grenzen unverändert bleibt. Die Beständigkeit der chemischen Zusammensetzung unseres Körpers hat eine äußerst große Bedeutung.

Vergessen wir nicht, dass der menschliche Organismus ein höchst komplexes kybernetisches System ist – mit allen daraus folgenden Konsequenzen. Seine Lebenstätigkeit ist Gesetzmäßigkeiten unterworfen, wie sie von der Kybernetik untersucht wurden. Die Funktionstüchtigkeit des Organismus hängt von der Beständigkeit der chemischen Zusammensetzung seiner Zellen ab, welche nach Meinung mancher Gelehrter die Funktion von Halbleitern haben. Die Arbeit dieses Systems ist auf ein bestimmtes optimales Energieversorgungsniveau ausgelegt.

Wenn nur eine dieser Bedingungen verletzt wird, so reagiert der Organismus augenblicklich mit einer Schwächung seiner natürlichen Selbstregulierung, was sich früher oder später in Gestalt der einen oder anderen chronischen Erkrankung äußern wird. Es entsteht der Eindruck, dass der moderne Mensch geradezu davon besessen ist, um jeden Preis die »Elektronik«, die das Leben seines Körpers steuert, zu stören. Und obwohl unser

Selbstregulierungsmechanismus von der Natur mit außergewöhnlicher Sorgfalt entwickelt worden ist und zahlreiche Schutzmechanismen gegen eventuelle Störungen besitzt, gelingt es dem Menschen dennoch, diese auszuschalten.

Aufgrund seiner widernatürlichen, ungesunden Lebensweise verliert das System der Selbstregulierung an Flexibilität und Anpassungsfähigkeit. Sie können sich selbst davon überzeugen, indem Sie den Mechanismus kennen lernen, der die Wechselbeziehung des menschlichen Organismus mit seiner Lebensumwelt steuert.

Einschwingen auf die Welle der Natur

In den vorhergehenden Kapiteln habe ich ausführlich dargelegt, wie der unaufhörlich arbeitende Stoffwechsel funktioniert, der den Austausch von Energie und Information zwischen dem Organismus des Menschen und der Außenwelt regelt. Wir haben erfahren, dass dieser Austausch die unabdingbare Voraussetzung der menschlichen Existenz ist. Im Grunde führen wir mit jeder Körperzelle einen unhörbaren, ununterbrochenen Dialog mit der Natur, mit der Sonne und mit dem gesamten Universum.

Wir wissen bereits, in welcher Sprache dieser Dialog geführt wird – in der internationalen Sprache der Schwingungs- und Wellenprozesse. Nun ist es an der Zeit, die Hauptfrage, die im Zusammenhang mit der Gesundheit des Menschen steht, zu beantworten: Auf welche Weise reagiert das menschliche Gehirn auf die kleinsten Veränderungen in der belebten und unbelebten Natur, wenn es dementsprechend die gesamte Arbeit unseres Organismus an die neue Situation anpasst und dafür die ökonomischsten Wege wählt, also diejenigen mit dem geringsten Energieverbrauch?

Beginnen wir mit dem Aspekt, ohne den überhaupt keine Regulierung möglich wäre: mit der Fülle an Informationen, die unser Gehirn aus unserer Umwelt und aus dem Inneren unseres Organismus bezieht. Wir wissen bereits, dass es über diese Informationen verfügt. Im menschlichen Gehirn formen sich zwei verallgemeinerte Bilder – eines aus der Außen- und eines aus der Innenwelt. In dem verallgemeinerten Bild der Außenwelt finden sich die Außentemperatur, die Luftfeuchtigkeit, der Sauerstoffgehalt, der Luftdruck, die Intensität des Magnetfeldes der Erde, der kosmischen Strahlung und der Sonnenstrahlung sowie die Zusammensetzung der eingenommenen Nahrung – mit einem Wort alles, was eine unmittelbare Wirkung auf die physiologischen Prozesse in unserem Organismus hat. Die Kombination dieser und einiger weiterer Umweltparameter würde ich als das physikalisch-chemische Bild der Welt bezeichnen, in dem sich das Leben des menschlichen Organismus abspielt.

Das verallgemeinerte Bild der Innenwelt unseres Körpers kann man bedingt ein physiologisches nennen. Die aus den inneren Organen und Systemen im Gehirn eintreffenden Signale liefern Informationen über unsere Körpertemperatur, über die Konzentration von Sauerstoff, CO_2 und Nährstoffen, über das Säure-Basen-Gleichgewicht in den Zellen und im Blut, über den Blutdruck und andere physiologische Parameter.

Aber wie entstehen eigentlich diese Bilder und was stellen sie dar? Uns ist bereits bekannt, dass das Gehirn die Informationen über den Zustand der Außen- und der Innenwelt des Organismus mit Hilfe von Rezeptoren erhält – den sensiblen Enden der Nervenfasern, welche das Gehirn des Menschen mit seinen Sinnesorganen und mit den Innenorganen und Systemen des Körpers verbinden. Die äußeren Signale, die auf diese Enden wirken, lösen in den Nervenfasern Schwingungen aus, welche an das Gehirn weitergeleitet werden. Dort werden sie quasi zusammengefasst, und im Ergebnis entsteht so etwas wie ein »Schwingungsportrait« der Außenwelt und der Innenwelt des Organismus. Es versteht sich, dass ich hier ein sehr annäherndes, grobes Schema gezeichnet habe, welches uns nur eine vage Vorstellung von den unendlich komplexen »vielstufigen« Prozessen der Informationsverarbeitung liefert, die in unserem Organismus und seinem Hauptorgan, dem Gehirn, stattfinden.

Bevor ich damit fortfahre, über die Wirkungsprinzipien unserer Selbstregulierung zu sprechen, möchte ich Sie vor einem möglichen Fehler warnen: Die Begriffe »Bild der Umwelt« und »Bild der Innenwelt des Organismus« sollte man nicht als etwas für alle Zeiten Feststehendes, Starres verstehen, als ein monumentales Foto, das im »Fotoalbum« unseres Gedächtnisses gespeichert ist. Es gibt vielmehr nichts Unbeständigeres als die wechselhaften Schwingungsbilder der sich in jedem Augenblick verändernden Außen- und Innenwelt des Menschen.

Selbst die Veränderung eines einzigen Parameters unserer Lebenssphäre, sagen wir des Luftdrucks, der Außentemperatur oder der Intensität der Sonnenstrahlung bringt augenblicklich ihr Korrektiv in das Bild der Außenwelt. Ebenso hinterlassen die Veränderungen, die durch die Lebenstätigkeit der Organe und Systeme unseres Organismus hervorgerufen werden, sofort ihre Spuren auf diesem Bild.

Diese permanente Veränderung in jedem Moment zu berücksichtigen und eine Strategie und Taktik der harmonischen Eingliederung zu entwickeln – das ist, wie Sie zugeben werden, nicht die einfachste Aufgabe. Sie wird dadurch erleichtert, dass sich der menschliche Organismus ständig im Zustand des Suchens befindet.

An dieser Stelle ist wohl ein Vergleich der Lebensumwelt mit einer Radio-Sendestation angebracht; unser Organismus ist das Empfangsgerät. Erinnern Sie sich, was wir tun, wenn wir die von uns benötigte Wellenlänge am Empfangsgerät suchen? Wir drehen den Einstellungsknopf mal in die eine, dann wieder in die andere Richtung, bis wir die Stimme des Sprechers klar und deutlich hören. Etwa das Gleiche geschieht auch im menschlichen Gehirn, dessen eigene Schwingungsfrequenz sich permanent um ein mittleres Maß oszilliert. Kaum nähert sich eine neue Frequenz von der Sendestation (der Außenwelt) der entsprechenden Frequenz einer Eigenschwingung des Gehirns, kommt es zu einer deutlichen Veränderung ihrer Amplitude, ihrer Länge. In solchen Fällen werden die äußeren Schwingungen zu Leitrhythmen für die biologischen Schwingungen. Damit endet die Etappe der Suche nach einem neuen Ausgangszustand. In diesem Moment beginnt die höchst anspruchsvolle Arbeit des Gehirns. Diese hat zum Ziel, den Zustand sämtlicher Systeme des Organismus zu verändern, um die bestangepasste Regulierung aller physiologischen Prozesse in Hinblick auf die neuen Bedingungen vorzunehmen, und zwar nicht irgendwie, sondern mit dem geringsten Aufwand an Energie. Und hier kommt unserem Gehirn der Organismus zu Hilfe.

Es ist nämlich so, dass die physiologischen Prozesse in den inneren Organen und Geweben, obwohl sie nach streng festgelegten Programmen vonstattengehen, kleine Abweichungen von den vom Gehirn vorgegebenen Parametern zulassen, die so genannten Mikrofluktuationen oder Mikroschwingungen. Diese Schwingungen erzeugen – harmonisch aufeinander abgestimmt – eine wechselnde Folge neuer Zustände des Innenlebens des Organismus, welche sich im Gehirn in Form einer Reihe verallgemeinerter »Schwingungsportraits« spiegeln. Sobald die Frequenz einer dieser Schwingungen mit einer Bioschwingung unseres Gehirns übereinstimmt, die durch ein Signal von außen hervorgerufen wurde, kommt es zu einem »Erfassen« der Welle. Das bedeutet, dass die inneren Organe und Systeme unseres Organismus ein neues Arbeitsregime gefunden haben, das auf vollständigere Weise dem neuen Zustand der Außenwelt und dem für diesen Zustand minimalen Energieverbrauch entspricht. Damit wird das neue Arbeitsregime vom Gehirn bekräftigt.

Das geschieht mittels des komplizierten Mechanismus der neurohumoralen Regulierung, worunter man die gemeinsame Wirkung von Nervensystem und humoralen Faktoren (biologisch aktiven Substanzen des Blutes, der Lymphe und der Gewebsflüssigkeit) auf Organe, Gewebe und physiologische Prozesse versteht. Der Sinn dieser Regulierung besteht darin, dass aufgrund der Signale des Gehirns, deren physikalische Kraft und Dauer im Vergleich zu den von ihnen hervorgerufenen Folgen verschwindend gering ist, sich die Reaktionsgeschwindigkeit unserer Körperorgane und die Reihenfolge ihrer »Aktivschaltung« ändert oder, falls dies notwendig ist, jeder beliebige Prozess gebremst oder beschleunigt wird. Dabei sind diese Kommandosignale nur Auslöser-Impulse, welche die Arbeitsmechanismen in Gang setzen, einschließlich derer der endokrinen Drüsen. Das in Gangsetzen dieser Drüsen erfolgt in der Absicht, die von ihnen abgesonderten Hormone vom Blut und von der Lymphe an eine bestimmte Stelle zu transportieren, und zwar zu einer genau festgelegten Zeit.

Man muss unterstreichen, dass, obwohl dieser Anpassungsprozess an die Veränderungen der Umwelt mit minimalem Energieverbrauch vor sich geht, der Verbrauch während der Anpassung an eine neue Situation höher ist als im »laufenden Betrieb« – ähnlich wie beim Einschalten einer Glühbirne der Energieverbrauch höher ist als bei permanenter Beleuchtung.

Damit könnten wir unser Gespräch über den Mechanismus der Selbstregulierung des menschlichen Körpers abschließen, wäre nicht noch eine Frage offen: Wie wird das Gehirn angeleitet, sodass es zu einem bestimmten Zeitpunkt bestimmten Bedürfnissen von Seele und Körper vor anderen den Vorzug gibt, also scheinbar aktuelleren und dringenderen Bedürfnissen? Wenn ein Mensch etwa längst etwas essen sollte, er aber stattdessen Verse schreibt. Oder wenn ihn plötzlich ein Zustand erhöhter Reizbarkeit überfällt, in dem ihn jede Kleinigkeit aus dem Gleichgewicht bringt, obwohl die Situation eigentlich Urteilsvermögen und Zurückhaltung von ihm erfordern würde.

Um auf diese Frage zu antworten, müssen wir über die Entdeckung einer Koryphäe der russischen physiologischen Schule sprechen, nämlich über A. A. Uchtomskij.

Die Dominante – die vorherrschende innere Reizung

Wie beschrieben ist die energetische Zweckmäßigkeit eines der fundamentalen Gesetze, die die Lebenstätigkeit der belebten Materie insgesamt und jedes einzelnen darin existierenden lebenden Organismus bestimmen, so auch des Menschen. Sein Prinzip ist sehr einfach: Die Menge der von außen in den Organismus eindringenden Energie sollte streng seinen natürlichen physiologischen Bedürfnissen entsprechen. Es war bereits die Rede davon, dass die Menge der heute vom Menschen konsumierten Nahrung, und damit die aufgenommene Energie, die von der Natur vorgesehene »Norm« um ein Fünffaches übersteigt. Die überschüssige Energie, die durch das Gewebe unseres Körpers dringt, ruft seinen verfrühten »Verschleiß« hervor und beschleunigt den Alterungsprozess. Aber darin erschöpfen sich die negativen Auswirkungen noch lange nicht. Zu alledem fördert die überschüssige Energie in unserem Organismus, und vor allem im Zentralnervensystem, so genannte parasitäre Prozesse, welche eine Disharmonie in den Prozess der Selbstregulierung bringen. Damit wir das Wesen dieses Vorgangs besser verstehen, erinnern wir uns, was mit einer Glühlampe passiert, wenn die Stromspannung im Netz zu stark ansteigt: Wenn die Lampe nicht gleich explodiert, so brennt sie zumindest durch. Auch das Kabel leidet unter der Überhitzung, und manchmal kommt es zu einem Kabelbrand. Derartige Prozesse, natürlich auf physiologischer Basis, geschehen auch in unserem Organismus, konkret im Zentralnervensystem, wo Reizherde entstehen können, welche ganz und gar nichts mit den wirklichen Bedürfnissen des Organismus gemeinsam haben und deshalb die natürliche Selbstregulierung unseres Körpers stören.

Den ganzen Schaden, der durch diese Auswirkungen unserer Gesundheit zugefügt wird, können wir nicht ermessen, ohne uns dem Begriff des Prinzips der Dominante zuzuwenden, der 1923 von Alexander Uchtomskij in die physiologische Wissenschaft eingeführt wurde. Was ist das, die Dominante? Nach der Definition von Uchtomskij selbst versteht man unter der Bezeichnung Dominante einen mehr oder minder stabilen Herd einer erhöhten Reizung von Nervenzentren (vorherrschender Reiz), während im übrigen Zentralnervensystem gehemmte Aktivität herrscht.

Die Gründe für eine erhöhte Reizung bestimmter Nervenzentren können unterschiedlich sein – es existieren sowohl äußere als auch innere: die Einwirkung kosmischer Faktoren, ein untröstlicher Kummer, eine unerwartete Freude, Schaffensqualen, Liebe und Hass, Hunger und andere natürliche Bedürfnisse unseres Körpers; mit einem Wort alles, woraus das geistige, seelische und körperliche Leben des Menschen besteht.

Aber natürlich tritt in unserem Leben auch vieles auf, das gar nichts mit den natürlichen Bedürfnissen des Menschen zu tun hat. Manchmal hört man von scheinbar unerklärlichen Fällen von Grausamkeit, sinnlosen Morden oder Vandalismus. In solchen Fällen wird gern über mangelnde Erziehung gesprochen oder über soziale Einflüsse gerätselt, oder auch über die »angeborene« Aggressivität des Homo sapiens. Dabei wird aber vergessen, dass neben sozialen und psychologischen auch physiologischen Gründen ein großer Einfluss zuzuschreiben ist. Konkret meine ich damit eine unnatürliche Lebensweise, charakterisiert durch das Eindringen eines Übermaßes an Energie in den Organismus – als Folge einer falschen Ernährung. Dies kann sich in der Psyche des Menschen niederschlagen und ihn zu unnatürlichen Handlungen verleiten.

Mit der Entwicklung der Zivilisation werden immer mehr technologische Faktoren zur Sprache gebracht wie z.B. die nichtionisierende Strahlung, die von Hochspannungsleitungen, von Fernseh- und Rundfunkstationen, von Computern und Haushaltselektrogeräten abgestrahlt wird und Chaos in die Selbstregulierung des Menschen bringen kann.

Wie wir sehen, ist das Leben des Körpers nicht von unserem psychischen Leben zu trennen, und es irrt, wer dazu neigt, in den Handlungen der Menschen nur Äußerungen ihrer Willensfreiheit zu sehen. Ach derjenige irrt, der dem Menschen genetisch festgelegte Aggressivität zuschreibt.

Was man über die Eigenschaften der Dominante wissen muss

Vielleicht denkt jemand, der nicht gewohnt ist, über die physiologischen Ursachen seines Verhaltens nachzudenken, und der in der Überzeugung verharrt, dass er in seinen Handlungen und Aktionen nur von der eigenen Willensfreiheit gelenkt wird, die Entdeckung des Prinzips der Dominante würde nichts zu seinem Alltagsleben hinzufügen. Dabei spielt dieses Prinzip eine entscheidende Rolle bei der Gesundheit bzw. Nicht-Gesundheit des Menschen. Bereits die Kenntnis einiger weniger Eigenarten der Dominante und damit ihres Einflusses auf die Prozesse der Lebenstätigkeit des menschlichen Organismus und auf unsere Psyche kann dabei helfen, zahlreiche Unannehmlichkeiten zu vermeiden.

Vor allem muss man darauf achten, dass die Dominante eine ausgesprochene »Egoistin« ist. Die Dominante oder dominierende Reizung, wie ihre vollständige Bezeichnung lautet, trägt diesen Namen, weil sie alle mit ihr konkurrierenden Nervenzentren unterdrückt. Sie unterbindet, dass diese die an sie gerichteten Signale empfangen und auf sie reagieren, während sie den Organen und Systemen des Körpers die momentan wichtigen Befehle erteilt.

Die an die anderen Zentren gerichteten Impulse zieht die Dominante an sich, vereinnahmt sie und verwendet sie sogar teilweise als »Futter«. Wenn einen Schriftsteller, Dichter oder Gelehrten, überhaupt einen kreativen Menschen, eine Eingebung erfasst, wird sein Magen vergeblich das Gehirn an die Notwendigkeit »erinnern«, die Vorräte an Nährstoffen im Organismus zu ergänzen, die zur Wiederherstellung seiner Körpergewebe verbraucht wurden. Die vom Magen gelieferten Signale werden nicht nur den Schaffensprozess nicht unterbrechen, sondern sie werden ihn sogar noch intensivieren bis hin zur Selbstvergessenheit.

Das Prinzip der Dominante nötigt uns, einige gängige Vorstellungen zu überdenken.

Wer kennt nicht die Redensart »Die Wahrheit wird im Streit geboren«? Das Prinzip der Dominante stellt die Wahrhaftigkeit dieser Aussage in Frage. Was ist denn ein Streit? Das ist ein verbaler Wettkampf, in welchem jeder seine Meinung vertritt und versucht, sie seinem Opponenten aufzudrängen. Aber was ist diese unsere Meinung vom Standpunkt der Physiologie aus betrachtet? Nichts anderes als ein Herd erhöhter Reizung an einer Stelle unseres Gehirns, hervorgerufen durch eine unser Bewusstsein beherrschende Idee. Erinnern wir uns jetzt, wie sich die Dominante verhält. Jedes Argument unseres Opponenten gießt nur Öl ins Feuer des Streits und bestärkt uns noch mehr in unserer Rechthaberei. Das Gleiche passiert natürlich auch im Gehirn unseres Gegners. Weil Uchtomskij das verstand, empfahl er, »sich nicht auf Streit und Debatten einzulassen, denn wenn sich die Dominante formiert hat, ist sie nicht mit Worten und Überzeugungen zu überwinden – sie würde sich davon nur nähren und stärken. Vielmehr gilt es zu warten, bis sich die Dominante selbst durch die Erfahrung überwindet. Die Ursache hierfür ist, dass die Dominante sich immer selbst rechtfertigt und sich die Logik zum Diener macht.«

Diese Aussage trifft vollständig auf Wissenschaftler der scholastischen Sorte zu, welche sich nach Uchtomskijs Worten um nichts in der Welt von ihren irgendwann einmal aufgestellten oder übernommenen Theorien losreißen können und auf diese Weise lebendige Fakten in ihrer konkreten Bedeutung verfälschen. Neue Fakten und Menschen bewirken bei ihnen nichts Neues mehr. Wie soll man hier nicht an die Herren Gelehrten denken, die bei jeder passenden und unpassenden Gelegenheit die Theorie der ausgewogenen Ernährung propagieren und dabei handfeste wissenschaftliche Fakten verdrehen?

Wie wir sehen, ist Streit an und für sich fruchtlos, und die Wahrheit wird nicht im Streit geboren, sondern im interessierten, freundschaftlichen Vergleich und der Analyse verschiedener Standpunkte, in der Suche nach gemeinsamen Positionen und in der Herstellung einer Beziehung zwischen abweichenden Positionen.

Die nächste Eigenschaft der Dominante ist, dass sie, kaum entstanden, im Zentralnervensystem eine feste, nicht wieder auszulöschende Spur hinterlässt. Sie kann erneut aufgerufen werden, wenn der auslösende Reiz wieder auftaucht. Wird die Hirnrinde erneut von einer vor langer Zeit »beendeten« Dominante erfasst, dann wird im Organismus derselbe Komplex an zentralen, muskulären und gefäßbezogenen Reaktionen reproduziert. Mit anderen Worten, jeder Dominante entspricht ein bestimmter physiologischer Zustand des Organismus.

Die dritte Eigenschaft der Dominante ist die Beschränktheit ihrer zeitlichen Wirkung. Die Dominanz eines beliebigen Nervenzentrums verschwindet, sobald der sie auslösende Grund verschwindet oder sobald eine neue Dominante in einem »benachbarten« antagonistischen Zentrum entsteht. Auf diese Eigenschaft der Dominante möchte ich hier meine besondere Aufmerksamkeit richten, weil gerade sie uns auf die Bedeutung der Dominante in der Selbstregulierung unseres Organismus hinweist.

Wie Sie sich erinnern, ist eine der Hauptaufgaben, den dieser Mechanismus zu erfüllen hat, die Koordination, darunter vor allem die zeitliche, der Prozesse, die im menschlichen Körper stattfinden. Sobald der eine abgelaufen ist, ist es an der Zeit, dem nächsten Prozess Platz zu machen. Wenn das nicht genau so geschieht oder wenn es mit Verspätung passiert, kommt es im Organismus zu pathologischen Störungen, welche die eine oder andere Erkrankung hervorrufen können. Wie man in solchen Fällen sagt, ist ein stagnierender Reizstrom entstanden, eine »stagnierende Dominante«.

Besonders häufig ist das bei langen Konfliktsituationen der Fall, die nicht rechtzeitig gelöst werden können, also bei negativen Emotionen, die so stark sind, dass sie einen Menschen zwingen, immer wieder zu ihnen zurückzukehren. Erinnern Sie sich an den Sturm von Emotionen, der sich in uns zusammenbraut, wenn wir unverdient einer Sache verdächtigt werden oder wenn wir von einem Vorgesetzten grob behandelt werden. Wir drehen die kränkenden Worte wieder und wieder in unserem Kopf, erinnern uns an die Intonation, die Gesten, an unser Irritiertsein, und nachträglich suchen wir noch lange nach einer würdigen Antwort auf die Kränkung. Alle Organe und Systeme unseres Organismus arbeiten in dieser Zeit unter Überlastung. Für empfindliche Menschen kann so etwas in einer Katastrophe enden: mit der akuten Verschlimmerung eines Geschwürs, mit hohem Blutdruck, Infarkt, Schlaganfall oder sogar mit dem Tod. Nicht zufällig heißt es, dass ein böses Wort verletzen oder sogar töten kann.

Daraus folgt also eine Konsequenz: Der Mensch muss Herr seiner Dominanten sein. Wie Uchtomskij unterstrich, »um nicht Opfer der Dominante zu sein, muss man ihr Kommandeur sein. Eine nach Möglichkeit vollständige Unterwerfung der eigenen Dominanten und die strategische Fähigkeit, sie zu steuern – das ist praktisch erforderlich.«

Wer um diese Besonderheit der Dominante weiß, der wird stets ein Mittel finden, sich vor unnötigen Qualen zu schützen. Dem einen hilft seine Lieblingsmusik, der andere vertieft sich in einen spannenden Krimi, ein Dritter greift zu Pinsel und Farbe, ein Vierter zwingt sich einfach dazu, den unglücklichen Zwischenfall zu vergessen, und gibt sich den Freuden des Familienlebens und dem Spiel mit seinen Kindern hin.

Halten wir noch einmal das Wichtigste fest: Jede Dominante muss zu ihrem Abschluss kommen, andernfalls wird Ärger die unvermeidbare Folge sein. Der englische Psychiater und Philosoph Henry Maudsley hat es mit der für ihn typischen Bildhaftigkeit ausgedrückt: »Ein Kummer, der sich nicht in Tränen äußert, lässt andere Organe weinen.« Also mögen Tränen ab jetzt in Ihren Augen kein Ausdruck von Schwäche mehr sein, sondern eine natürliche Reaktion des Organismus auf starke Emotionen, eine Form der Entladung der vorherrschenden Reizung, der Dominante.

KAPITEL IV

Mensch, Gesellschaft, Natur

Ohne Gesellschaft gibt es keinen Menschen

Bis jetzt war davon die Rede, dass wir alle zusammen ein organischer Bestandteil der belebten und unbelebten Natur der Erde und des Universums sind. Der Inhalt der drei vorhergehenden Kapitel, die vollständig den vielfältigen Verbindungen des Menschen mit seiner Umwelt gewidmet waren, gibt uns genügend Material für diese Schlussfolgerung.

Aber vergessen wir dennoch nicht, dass wir gesellschaftliche Wesen sind, deren ganzes Leben untrennbar nicht nur mit der Natur insgesamt verbunden ist, sondern auch (und vor allem) mit ihrem wichtigsten Teil – der menschlichen Gemeinschaft. Ein Mensch außerhalb der Gesellschaft von seinesgleichen kann kein Mensch werden. Um sich davon zu überzeugen, genügt es, an das ziemlich bekannte Experiment des Kinderhauses von Sagorsk zu erinnern, wo sich taubblind geborene Kinder zu vollwertigen Mitgliedern der Gesellschaft entwickeln konnten.

Die Bedeutung dieses Experiments ist leicht zu verstehen, wenn man sich in Erinnerung ruft, dass taubblinde Kinder fast vollständig von Informationen von außen und vor allem von der menschlichen Gesellschaft abgeschnitten sind und daher in ihrer Lebensweise und ihrem Verhalten Tieren ähneln.

In den sechziger Jahren diskutierten die Massenmedien lebhaft das einzigartige Experiment, das der Philosoph E. V. Iljenkov und der Psychologe A. I. Meschtscherjakov gemeinsam durchgeführt haben. Iljenkovs Ziel war es, taubblinde Kinder in denkende Persönlichkeiten zu verwandeln, in Menschen von hoher geistiger Kultur, welchen nicht nur die einfachsten Alltags- und Arbeitsfertigkeiten zugänglich sind, sondern auch abstrakte Begriffe und philosophische Kategorien. Mit Hilfe einer von ihnen erarbeiteten Methode unterstützten die Wissenschaftler vier Zöglinge dieses Kinderhauses dabei, eine Hochschulbildung zu erlangen, wobei einer von ihnen in der Folge eine Dissertation schrieb. Der zweite habilitierte sich in Psychologie, der dritte absolvierte eine Kunstschule und wurde Bildhauer. Die einzige Frau unter ihnen heiratete später einen gesunden Mann, half ihm bei seiner wissenschaftlichen Arbeit und gebar zwei Kinder. Ich erinnere daran, dass hier von taubblinden Menschen die Rede ist, welche fast vollständig von jeder Information aus der Außenwelt abgeschnitten sind. Allein die Sehkraft übermittelt uns 90% dieser Information. Fügen wir noch den Anteil der Gehörorgane hinzu, dann verstehen wir, aus welcher düsterer, lautloser Welt die an dem Experiment teilnehmenden Kinder befreit wurden.

Man kann vom Einsatz dieser Gelehrten und ihrer Zöglinge nur begeistert sein. Aber darüber hinaus bringt uns ihr Experiment dazu, über die Rolle der Gesellschaft im Leben des Menschen nachzudenken. Allein die Information, die von der Menschheit in den Hunderttausenden Jahren ihrer Existenz körnchenweise auf der Erde zusammengetragen, mit Bedeutung versehen und zu Wissen geworden ist, spornt unser Bewusstsein an, schärft den Geist und erzeugt unsere Gefühle.

Daher bleibt auch ein Mensch, der vom Schicksal in die wilde Natur geworfen und nicht nur der Kontakte zu anderen Menschen vollständig beraubt wird, sondern auch ohne die von ihnen hergestellten Geräte, Kleidung, ohne Lebensmittelvorräte und den gewohnten Komfort auskommen muss, in dieser extremen Situation trotzdem ein Mensch, d.h. ein Mitglied der Gesellschaft, weil er sein Bewusstsein behält – das Ergebnis der Entwicklung der menschlichen Gesellschaft, ihrer kollektiven Erfahrung, ihrer Kenntnisse und Fertigkeiten.

Wenn wir aber Rechenschaft darüber ablegen, welch gewaltigen Einfluss die Gesellschaft auf die Entwicklung unseres Bewusstseins hat, so kann dieser Einfluss sowohl positiv als auch negativ gesehen werden. Er kann die Bewahrung der geistigen, seelischen und körperlichen Gesundheit unterstützen, sie aber auch untergraben. Besondere Besorgnis ruft die wachsende Entfremdung der menschlichen Gesellschaft von der belebten Natur der Erde hervor, deren Teil sie doch ist, eine Entfremdung, die immer mehr an eine direkte Konfrontation erinnert. Diese Konfrontation wirkt unheilvoll auf uns alle, da sie unser geistiges Gleichgewicht aus dem Lot bringt. Instinktiv streben wir einem engeren Kontakt mit der Natur zu, während das Leben in der Gesellschaft uns immer mehr dazu zwingt, uns von der Natur zu entfernen.

Über den Schaden des »Nutzens«

Diese Konfrontation hat keine objektiven Gründe, sie ist eine widernatürliche Erscheinung und deshalb, so sollte man meinen, eine vorübergehende. Zumindest häufen sich die Anzeichen für schrittweise stattfindende Veränderungen: Ideen von Naturschutz und Naturliebe bahnen sich ihren Weg ins öffentliche Bewusstsein und finden immer mehr Anhänger. Das ist auch verständlich, nachdem sich die Menschen aus eigener trauriger Erfahrung überzeugt haben, dass die Konfrontation mit der Natur ihnen bereits unzählige und unersetzbare Verluste gebracht haben. Jeder Sieg über sie hat sich bei näherer Betrachtung stets als Pyrrhussieg erwiesen, als ein fataler Sieg über die eigene geistige, seelische und körperliche Gesundheit.

Daraus ist eine wahrhaft paradoxe Situation entstanden. Die Menschheit verfügt heute bereits über große wissenschaftlich-technische Macht und ein immenses intellektuelles Potenzial, was es durchaus möglich machen würde, die Biosphäre zur Noosphäre, zur Sphäre der Vernunft, umzugestalten und den Menschen zum Bewahrer des Lebens auf der Erde zu machen. Aber diese Möglichkeit ist noch längst nicht verwirklicht, obwohl die Grundlagen der Theorie der Noosphäre bereits 1926 von dem genialen Naturforscher Wladimir Wernadskij ins wissenschaftliche Verständnis eingeführt wurden.

Und es geht hier gar nicht um den bösen Willen der Menschen, ihre scheinbar »angeborene« Aggressivität und Lasterhaftigkeit. Wir hatten bereits die Gelegenheit, uns zu überzeugen, dass nicht so sehr die Gene als vielmehr die widernatürliche Lebensweise des modernen Menschen die Schuld an seiner Misere trägt. Aber am verwunderlichsten ist, dass die Mehrheit der Menschen gar nicht auf die Idee kommt, dass eine Veränderung in ihrer Hand liegt. Vielmehr verharrt sie in der Überzeugung, man könne gar nicht anders leben und wenn doch, so würde es ohnehin keinen Sinn machen. Diese Meinung ist weit verbreitet. Ihr liegen falsche Vorstellungen darüber zu Grunde, was gut und was schlecht ist für den Menschen, was ihm nützt und was im Gegenzug völlig inakzeptabel für ihn ist.

Das Kriterium der Nützlichkeit ist ein tückisches, weil es unvorhersehbaren Schwankungen unterworfen ist, deren Dynamik von der Tiefe und Breite unseres Wissens abhängt. Ältere Menschen erinnern sich wohl noch an

Zeiten, in denen ein Urlauber nach seiner Rückkehr aus dem Sanatorium oder aus dem Ferienhaus von der reichlichen Verpflegung dort erzählte und von den Kilos, die er dementsprechend zugelegt hatte. Eine Gewichtszunahme galt damals als das beste Zeugnis einer guten Erholung und einer stabilen Gesundheit.

Heute hat die sogenannte ausgewogene Ernährung das ernste Problem der Massenverfettung hervorgerufen, welche das erste Anzeichen einer Störung der Selbstregulierung des menschlichen Organismus ist: Bereits eine unbedeutende Gewichtszunahme wird inzwischen als Tragödie empfunden.

Aber der Hauptmangel des Nützlichkeitskriteriums liegt nicht in seiner Unbeständigkeit, sondern in einem grundlegenden organischen Mangel, den unser Egoismus gerne übersieht. Wenn wir über Nützlichkeit oder Schädlichkeit dieser oder jener Mikroben, Pflanzen oder Tiere sprechen, so meinen wir damit stets ihre Nützlichkeit oder Schädlichkeit für den Menschen und nur für ihn. Aber wir leben nicht in einem luftleeren Raum. Wir sind nur ein kleiner Teil der belebten Natur der Erde, auf der sich alles in einer untrennbaren Einheit befindet, in einem natürlichen Gleichgewicht. Wenn wir dieses Gleichgewicht zu unserem Nutzen, wie wir uns einbilden, verändern, dann untergraben wir die Ganzheitlichkeit der Natur und damit das eigene Wohlbefinden. In diesem Zusammenhang kann man nur den amerikanischen Forschern H. und E. Odum zustimmen, die sich in ihrem

Buch »Die energetische Basis von Mensch und Natur« folgendermaßen ausgedrückt haben: »Eine Gesellschaft, in der die Menschen überzeugt sind, dass alles für den Menschen Nützliche auch dem Wohl des ganzen Planeten dient, ist zum Untergang verurteilt.«

Ein Skeptiker wird ironisch lachen: Propheten, die den Untergang der Menschheit, das Ende der Welt, das Jüngste Gericht voraussagen, gibt es wie Sand am Meer, aber die Erde steht, wie sie immer gestanden ist. Und das Leben geht weiter: Die Menschen werden geboren und sterben, lieben und hassen, begehen sämtliche Todsünden, meist ohne Reue zu verspüren. Dementsprechend kann man mit einer weiteren Prophezeiung heute niemanden mehr hinter dem Ofen hervorlocken, und man wird dadurch auch nicht die Sitten verändern.

Aber fragen wir uns doch einmal: Geht es denn darum, jemanden zu erschrecken? Was ist die beste Moral wert, wenn sie sich nur auf die Angst vor Strafe stützt, sei es hier auf der Erde oder im Jenseits? Die Philosophie der Gesundheit wendet sich nicht an das den Menschen erniedrigende Gefühl der Angst, sondern an seinen Verstand. Nur wer den Menschen misstraut, sie hasst oder fürchtet, wird davon ausgehen, dass der Mensch des Verstandes eine starke Peitsche braucht, um im Rahmen des Anstands gehalten zu werden. Ich habe stets geglaubt und glaube nach wie vor an die menschliche Vernunft, an die Kraft der Kenntnis der Naturgesetze.

Vermutlich hat die Wissenschaft noch längst nicht alle

dieser Gesetze entdeckt, aber die Unkenntnis mancher von ihnen gibt uns keinesfalls das Recht, die schon bekannten zu missachten. Das auf ihnen gründende System der Natürlichen Gesundung hat überzeugend bewiesen, dass der Mensch bei Beachtung dieser Gesetze mit vollständiger geistiger, seelischer und körperlicher Gesundheit belohnt wird. Sein Leben erhält einen tieferen Sinn und wird von Schaffensfreude erfüllt.

Um aber dieses System zu verstehen und anzunehmen, muss man zunächst seine wichtigste, grundlegende Idee erfassen: Das dem Menschen Nützliche muss unbedingt auch für die gesamte übrige Natur von Nutzen sein. Alles, was ihr schadet, wird dagegen wie ein Bumerang auf den Menschen zurückschlagen. Das tut es bereits in gewaltigem Ausmaß und macht dabei auch vor seinen Nachkommen nicht halt. Die Natur ist kein Vorratslager, aus dem man sich endlos bedienen kann, ohne sich um die Gesundheit der Natur zu kümmern. Sie ist nicht um uns, sondern in uns selbst – ihre Krankheiten sind unsere Krankheiten.

Das »Suppentellersyndrom«

Was meinen Sie, kann man einen Teller mit Suppe in zwei Hälften teilen, wenn man in der Mitte des Tellers eine fiktive Linie zieht? In einem Kindergarten machte ich einst so eine Beobachtung. Ein Kind war launisch und wollte seine Suppe nicht essen. Die Erzieherin teilte den Teller daraufhin auf oben beschriebene Weise und erlaubte dem Kind nur eine der Hälften zu essen. Der Junge löffelte eifrig die Suppe aus »seiner« Hälfte, ohne darauf zu achten, dass die andere Hälfte sich ebenfalls leerte. Erst als der Boden sichtbar wurde, begriff er, dass man ihn betrogen hatte, und fing bitterlich zu weinen an.

Aber diese Wahrheit, die das Kind schließlich begriff, entgeht dem Bewusstsein der Mehrheit der Erwachsenen, welche den Planeten mit einem Spinnennetz von Grenzen überzogen und das Festland und die Weiten der Ozeane in große und kleine Flecken von selbstständigen Staaten zerrissen haben. Ich will mich nicht in die Historie der Entstehung dieser anachronistischen Gebilde vertiefen, zumal nicht die Ursachen von Gegebenheiten mein Thema sind, sondern ihre Übereinstimmung bzw. Nichtübereinstimmung mit den Gesetzen der Natur und die daraus resultierenden Folgen für die geistige, seelische und körperliche Gesundheit jedes Einzelnen von uns. Bei dieser Gelegenheit möchte ich noch einmal betonen, dass ich unter dem Wort »Gesundheit« im System der Natürlichen Gesundung nicht das triviale Fehlen von Krankheit verstehe. Ich definiere Gesundheit vielmehr als einen Zustand von Geist, emotional-seelischer Sphäre und Körper, welcher die günstigsten Bedingungen für das Erblühen der menschlichen Persönlichkeit mit ihren Talenten und Fähigkeiten herstellt sowie ein Bewusstsein für die untrennbare Verbindung des Menschen mit der Umwelt – und seiner Verantwortung für diese – schafft.

Wenn man das Leben der Menschengemeinschaft von diesem Standpunkt aus betrachtet, so kommt man unweigerlich zu dem Schluss, dass in diesem Leben noch sehr vieles vorhanden ist, was in der dunklen, urzeitlichen Vergangenheit »natürlich« war, aber heute als unerträglich empfunden wird – heute, wo der Verstand die Macht des Menschen dank der Errungenschaften des wissenschaftlich-technischen Fortschritts um ein Vielfaches vergrößert hat. Einer dieser Anachronismen ist die Aufteilung der irdischen Natur zwischen einzelnen Staaten, von denen jeder den ihm zugehörigen Teil der Natur als sein gesetzliches Eigentum betrachtet und über ihn auf Grundlage seiner eigennützigen Interessen verfügt.

Gemeinsam ist allen Staaten das Bemühen, so viel wie möglich aus ihrem Teil der Natur herauszuholen, um ihre Bürger mit einem hohen Lebensstandard zu »beglücken«. Wie sollte man da nicht an den naiven Jungen im Kindergarten denken, der die Verbindung zwischen »seiner« Suppenhälfte und dem ganzen Teller nicht begriff.

Denkwürdige Mathematik

Widerspricht sich die Autorin hier nicht selbst, werden Sie fragen? Einerseits zählt sie zu den Haupterrungenschaften des Homo sapiens seine Fähigkeit, nicht sich an seinen Lebensraum, sondern diesen an seine eigenen Bedürfnisse anzupassen. Dann will sie aber im selben Augenblick sein Recht einschränken, aus der belebten und unbelebten Natur alles zu nehmen, was er zur Sicherung seiner Existenz benötigt.

Das ist bei weitem keine einfache Frage, deshalb gibt es darüber wohl bis heute keine einheitliche Meinung. Vieles hängt davon ab, wie wir die Begriffe »Anpassung der Umwelt an die Bedürfnisse des Menschen« und »Bedürfnisse des Homo sapiens« interpretieren.

Bevor wir mit der Erörterung des ersten Begriffs beginnen, erinnern wir uns, was der Planet Erde in unserem Leben für einen Platz einnimmt. Wir bezeichnen ihn nicht selten als unser »Haus«, ohne uns in die reale Bedeutung dieses Begriffs zu vertiefen. Er bedeutet vor allem, dass die Erde der einzige uns bekannte Ort im Universum ist, an dem wir uns keine hermetischen Wohnstätten mit künstlicher Beleuchtung schaffen müssen, wo wir nicht künstlich die Zusammensetzung der von uns eingeatmeten Luft regulieren müssen, wo wir nicht das Wasser durch Wiedergewinnung aus den Ausscheidungen unseres Organismus erzeugen müssen und uns von Pflanzen ernähren müssen, die auf künstlichem Boden gewachsen sind – wie wir das aus der Raumfahrt kennen. Mit anderen Worten: Nur hier, auf unserem sehr kleinen Planeten, entspricht die Lebensumwelt vollständig unseren Bedürfnissen.

Deshalb soll und darf nicht die Rede sein von der

Anpassung der Erde an unsere Bedürfnisse, sondern umgekehrt, von der Abstimmung der menschlichen Bedürfnisse auf die Gegebenheiten der Natur. In unserer Beziehung zu ihr steht uns noch bevor, alle vier Grundrechenarten zu erlernen: Neben der Subtraktion von »nützlicher Materie« aus der belebten und unbelebten Natur der Erde und der Division (Aufteilung) des Subtrahierten unter den Mitgliedern der menschlichen Gemeinschaft gilt es, ihre Möglichkeiten mittels Addition der Weisheit der Natur und des menschlichen Verstandes zu multiplizieren.

Um die Erörterung des Problems der Anpassung der Lebensumwelt an unsere Bedürfnisse abzuschließen, wollen wir einen Versuch unternehmen. Wir werden uns erarbeiten, wie diese Bedürfnisse aussehen, und die Frage behandeln, ob man sie wirklich alle als Bedürfnisse des Homo sapiens bezeichnen kann. Die individuellen physiologisch bedingten Bedürfnisse unseres Organismus sind äußerst bescheiden: Luft, Wasser, Kleidung zur Erhaltung eines stabilen Temperaturhaushalts unseres Körpers, eine Wohnung zum Schutz vor äußeren Einwirkungen und geeignete Nahrungsmittel.

Wenn die Rede von der Befriedigung der natürlichen Bedürfnisse aller sechs Milliarden Menschen auf der Erde wäre, so könnte man mit voller Überzeugung behaupten, dass die Ressourcen der irdischen Natur dazu mehr aus ausreichend vorhanden sind. Der von uns benötigte Sauerstoff und Stickstoff sind im Überfluss in der Atmosphäre enthalten, die Trinkwasserreserven auf dem Planeten sind umgerechnet auf jeden Erdbewohner ausreichend zur Versorgung aller Menschen. Lebensmittel werden in einem Maß produziert, dass bei einem Verzicht auf das heute konsumierte Übermaß, welches von den Theoretikern der ausgewogenen Ernährung zur Norm gemacht wird, die Menge nicht nur für sechs, sondern für sechsundzwanzig Milliarden Menschen ausreichte. Und würde der Mensch auf eine gesunde, von der Natur vorgesehene pflanzliche Ernährung umsatteln, würde er aufhören, einen Großteil der Produktion unserer Felder zur Fütterung des Viehs zu verwenden, dann wäre diese Zahl noch größer.

Wir verfügen über genügend Mittel und Fertigkeiten zur Versorgung jedes einzelnen Menschen mit warmer, guter Kleidung, mit einer ansprechenden Wohnung oder einem eigenen Haus. Da stellt sich unwillkürlich die Frage: Wer oder was hindert uns daran, all diese Probleme zu lösen? Der Grund ist meiner Meinung nach in unserem urzeitlichen Egoismus zu suchen, der einst aus dem Instinkt der Selbstverteidigung entstanden ist, welcher jedem Tier eigen ist und daher auch dem Menschen. Ich meine damit das Streben zu überleben, koste es, was es wolle. Genau dieser Instinkt hat irgendwann einmal die Menschen dazu angeregt, sich zu vereinigen, um in der Gruppe dem Feind entgegenzutreten und um die Dinge gemeinsam zu erbeuten, die zum Überleben unerlässlich sind. Aber der Instinkt trennte die Menschen auch, wenn es darum ging, die Beute zu verteilen: Die Starken bekamen viel, die Schwachen wenig. In jenen alten Zeiten, von denen uns hunderttausende Jahre trennen, war so eine Ordnung noch biologisch gerechtfertigt: Sie half, das Überleben der Starken zu sichern, damit diese die Schwachen schützen und nähren und damit die Kette des menschlichen Lebens ohne Unterbrechung sichern konnten.

Heute hat die Macht des Verstandes den Menschen von allen äußeren Feinden befreit, die real seine Existenz bedrohen könnten. Der urzeitliche Egoismus dagegen, der seinen biologischen Sinn, den Selbsterhaltungsinstinkt, verloren hat, ist zu einem übersteigerten, hypertrophierten Egoismus geworden – einer der schlimmsten Eigenschaften der menschlichen Natur. Mit seinen Auswirkungen im Leben der Menschen, der Staaten und der Menschengemeinschaft insgesamt haben wir tagtäglich zu tun, weil gerade dieser Egoismus die Gedanken, Handlungen und Taten einer riesigen Mehrheit von uns bestimmt. Nur dem übersteigerten Egoismus verdanken wir solche schändlichen Erscheinungen wie den Prestigekonsum, welcher nichts mit den realen Bedürfnissen unseres Organismus gemein hat und nur dazu dient, den Reichtum oder die Macht des einen oder anderen Menschen zu demonstrieren, die er grundlos für ein Kennzeichen seines Verstandes hält oder für ein Zeugnis seiner hohen Sittlichkeit. Man kann noch lange darüber nachsinnen, in welchen Absurditäten der übersteigerte

Egoismus heutzutage Ausdruck findet, aber es wäre Zeitverschwendung, sich mit dieser sinnlosen Arbeit zu beschäftigen, denn für uns sind nicht seine konkreten Äußerungsformen von Bedeutung, sondern der mit ihnen verbundene Schaden für unsere Gesundheit. Um das Ausmaß dieses Schadens zu bestimmen, genügen fünf Wörter: Egoismus und Gesundheit sind unvereinbar.

Egoismus contra Individualismus

Für uns und für die Philosophie der Gesundheit ist es bedeutend wichtiger, die Wahrheit herauszustellen, indem wir das Gleichheitszeichen zwischen Egoismus und Individualismus ausradieren und den Individualismus vom Schmutz der ihm zugeschriebenen Laster und vieler nicht minder zweifelhafter Errungenschaften reinigen.

Vielleicht wundert sich mancher Leser über meine drastischen Worte, aber die Gleichsetzung von Egoismus und Individualismus kommt heute allen sehr gelegen: sowohl den Anhängern des autoritären Kollektivismus als auch den Verteidigern des »demokratischen« Egoismus. Für erstere drückt Individualismus die niedrigen egoistischen Interessen der einzelnen Persönlichkeit gegenüber den Interessen der gesamten Gesellschaft aus – was in ihren Augen die Unterdrückung der Persönlichkeit rechtfertigt bzw. notwendig macht. Letztere dagegen manipulieren uns mit der Losung von der individuellen

Freiheit der Persönlichkeit, indem sie die widerwärtigsten Äußerungsformen des übersteigerten Egoismus dieser individuellen Freiheit zuschreiben.

Wie aber sieht die Sache wirklich aus?

Kehren wir zu den Quellen des Wortes »Individualismus« zurück. Ihm liegen die Begriffe »Individuum«, was die Persönlichkeit des einzelnen Menschen in der Umgebung anderer Menschen meint, sowie »Individualität« zugrunde, was die Besonderheiten des Charakters und der psychischen Neigung bezeichnet, die das eine Individuum vom anderen unterscheiden. Somit kann man den Individualismus als das Bemühen des Individuums betrachten, seine eigene Individualität zu finden und sie mittels individueller Handlungen und Tätigkeiten auszudrücken. Sonst nichts. Es ist unschwer zu begreifen, dass der Individualismus nur dann einen negativen Beigeschmack erhält, wenn er künstlich mit dem Egoismus in Zusammenhang gebracht wird. In Wahrheit haben die beiden nichts gemeinsam: Während der Egoismus aus der urzeitlichen Vergangenheit zu uns gekommen ist und unsere Gegenwart vergiftet, hat sich der Individualismus als Weltanschauung des Homo sapiens noch gar nicht richtig herausgebildet, weil die Gesellschaft als Ganzes bis heute noch nicht das dafür erforderliche Bewusstseinsniveau erreicht hat. Aber das heißt ganz und gar nicht, dass wir nur geduldig dasitzen müssen, um auf bessere Zeiten zu warten. Das Gute am Individualismus ist vielmehr, das er dem Individuum gestattet, seiner Zeit voraus zu sein und schon heute, schon jetzt, in der eigenen Person Züge des Menschen der Zukunft zu entwickeln – Züge des Homo sapiens, das heißt eines geistig, seelisch und körperlich gesunden Menschen. Auf diese Überzeugung gründen sich auch meine Philosophie der Gesundheit und das ganze System der Natürlichen Gesundung, zumal niemand außer uns selbst unsere Gesundheit erhalten und uns zurückgeben kann, wenn sie verloren gegangen ist. Davon zeugt die Erfahrung von Tausenden meiner Schüler und Nachfolger, die es gelernt haben, in Harmonie mit der Natur zu leben und ihr Verhalten und ihre Lebensweise deren Gesetzen zu unterwerfen.

KAPITEL V

Die Sphäre der Vernunft ist die Sphäre der Gesundheit

Im Zeichen des Menschen

Es ist bekannt, dass im Prozess der Lebenstätigkeit jeder Organismus eine größere oder kleinere Wirkung auf die Biosphäre hat. Die Pflanzen nehmen zum Beispiel im Atmungsprozess Kohlendioxid auf und sondern Sauerstoff ab, womit sie die Atmosphäre anreichern; im Gegensatz dazu atmen die Tiere Sauerstoff ein und CO_2 aus. Aber der Einfluss eines Lebewesens und sogar einer ganzen biologischen Art ist zu vernachlässigen im Vergleich zum Einfluss des Menschen. Die Auswirkungen unserer Population haben heutzutage globalen Charakter und können mit geologischen Prozessen verglichen werden. Sie prägen und verändern das Antlitz unseres Planeten ganz erheblich. Schon heute kann man erkennen, dass die Biosphäre immer mehr einen deutlichen »Fingerabdruck« des Homo sapiens trägt und sich schrittweise zur Noosphäre wandelt – der Sphäre der Vernunft (von dem griechischen Wort noos für Vernunft und Sphäre für Kugel).

Den Begriff der Noosphäre als eine die Erdkugel umhüllende, ideale, »denkende« Schale, deren Bildung mit der Entstehung und Entwicklung des menschlichen Bewusstseins zusammenhängt, haben Anfang des 20. Jahrhunderts der französische Paläontologe und Geologe Teilhard de Chardin und der Mathematiker und Philosoph Le Roy eingeführt. Unser großer Landsmann Wernadskij ergänzte diesen Begriff um einen konkreten wissenschaftlichen Inhalt: Er formulierte eine Theorie der Noosphäre, die die Sphäre des Vernunft als ein neues, höchstes Stadium der Evolution der Biosphäre ansieht, welches mit der Entstehung und Entwicklung der Menschheit in Zusammenhang steht. Durch die Kenntnis der Naturgesetze und die Vervollkommnung der Technik beginnt die Menschheit einen dominierenden Einfluss auf den Gang der Prozesse in der irdischen Sphäre (und im erdnahen Raum) zu nehmen, wobei sie durch ihre Tätigkeit die Gegebenheiten tiefgreifend verändert.

Hier haben wir es mit dem oben genannten objektiven Prozess der weiteren Entwicklung der belebten Materie auf der Erde zu tun. Dieser erfolgt in Richtung einer immer vollständigeren Sicherung der Unausrottbarkeit des Lebens.

Bildlich ausgedrückt hat die belebte Materie im Menschen einen Gärtner geschaffen, der dazu berufen ist, den Lebensbaum zu hegen und zu pflegen und im Fall einer Sintflut eine Arche zu bauen, um das Leben auf der Erde zu erhalten. Diese Aufgabe begründet die führende Rolle des Menschen und der Menschheit in der belebten Natur und seinen immer größeren Einfluss auf die Biosphäre, dessen Endergebnis ihre Umwandlung zur Noosphäre sein wird – die Sphäre der Vernunft.

Die wichtigste Besonderheit der Noosphäre wird die Veränderung des Entwicklungscharakters der belebten Natur der Erde sein: Größere Zielgerichtetheit, Geordnetheit und Organisiertheit ihrer Evolution werden hierfür charakteristisch sein. Mit anderen Worten, die Evolution der Natur nimmt schließlich einen qualitativ andere Richtung an und wird vernünftig steuerbar, was sowohl die Verantwortung des Menschen um ein Vielfaches erhöht als auch die Anforderungen an seine Vernunft, seine Sittlichkeit und Spiritualität. Sind wir dazu bereit?

Mit der Jahrtausendwende wuchs die Zahl der Menschen, die vom Anbruch einer neuen Ära sprechen – der Ära der Vernunft. Aber ich bin nicht geneigt, den Beginn der Herrschaft der Vernunft mit einem konkreten Datum im Kalender zu verbinden. Umso mehr, als dafür vorläufig und womöglich noch sehr lange keine ausreichend gewichtigen Anzeichen zu erkennen sind.

Zweifellos hat die Menschheit in der Zeit ihrer Existenz einen kolossalen Umfang an Wissen über den Menschen und seinen Planeten Erde sowie über das ganze Universum angehäuft, über die Gesetze, die Leben und Entwicklung steuern; sie hat geniale Werke in Literatur und Kunst hervorgebracht, hat Geräte und Maschinen entwickelt, mit deren Hilfe sie ihre Einwirkung auf die

Biosphäre erhöht hat. Es hat den Anschein, dass aller Grund besteht, auf die Macht der Vernunft stolz zu sein, aber als Ärztin kann ich die allgemeine Begeisterung nicht teilen.

Sagen Sie bitte, kann man eine Gesellschaft vernünftig nennen, wenn jede ihrer neuen Errungenschaften auf dem Weg des »Fortschritts« zu einer Verschlechterung der Gesundheit der Menschen selbst und der Natur insgesamt führt, deren Teil die Menschen immer waren und sein werden? Vernunft und Krankheiten sind nicht nur psychologisch, sondern auch rein physiologisch unvereinbar, weil jede Krankheit sich auf das Gehirn negativ auswirkt. Deshalb kann man vom Beginn einer Ära der Vernunft erst dann sprechen, wenn gleichzeitig mit dem wissenschaftlich-technischen Fortschritt der Prozess der Befreiung der Menschheit von Krankheiten ebenso dynamisch einhergeht und darüber hinaus die Reinigung ihrer Lebensumwelt von Verschmutzung und Vergiftung.

Wann kommen diese gepriesenen Zeiten endlich? Auf diese Frage kann bis heute kein einziger Prophet antworten. Wie soll man aber auch die Entwicklung einer Gemeinschaft prognostizieren, die beinahe sechs Milliarden Menschen umfasst, wenn sich die Mehrheit von ihnen von persönlichen, familiären, gruppenbezogenen, ideologischen, religiösen, nationalen bis hin zu kriminellen egoistischen Interessen leiten lässt; wenn der lebendige Körper der Erde durch die Grenzen zahlreicher Staaten zerschnitten ist, von denen jeder seine eigene Beziehung zu dem ihm zugehörigen Teil der Biosphäre aufbaut – jeweils auf der Grundlage eigener, äußerst unvollkommener Gesetze. Und sogar diese werden meist früher oder später »einem höheren Prinzip« geopfert, dann nämlich, wenn es die Interessen der ökonomischen Entwicklung des Landes erfordern.

Aber man kann die Natur weder aufteilen noch betrügen. Und solange wir nicht lernen, sie zu achten, ihre Interessen zu wahren und uns ihren Gesetzen zu unterwerfen, ist alles Gerede über eine Ära der Vernunft für mich gelinde gesagt verfrüht.

Nicht im Gegensatz, sondern in gegenseitiger Durchdringung

Versuchen Sie sich die folgende Situation vorzustellen: Unser Herz lebt sein Leben ohne irgendeine Verbindung zu unserem ganzheitlichen Organismus – in seinem eigenen Rhythmus, der nicht mit den Rhythmen des Körpers übereinstimmt. Wir wechseln vom Gehen zum schnellen Lauf, aber das Herz, das jetzt eigentlich die Frequenz der Kontraktionen erhöhen und den Blutkreislauf beschleunigen sollte, verlangsamt ihn stattdessen und verringert die Blutzufuhr in die arbeitenden Muskeln. Jeder von uns, sogar ein medizinischer Laie, begreift die traurige Konsequenz eines solch unkoordinierten Verhaltens sogleich.

Das eben Angeführte lässt sich ebenso vollständig auf den lebendigen Organismus der Natur übertragen, dessen wichtigster Teil die menschliche Gemeinschaft ist, deren Verhalten heute sehr an das »rebellierende« Herz erinnert. Die Menschheit in ihrer Masse lebt quasi für sich allein, nach ihren eigenen egoistischen Interessen. Sie sorgt sich nicht nur nicht um die Interessen des ganzheitlichen Organismus der Biosphäre, sondern missachtet sie und verletzt sie sogar, wodurch sie sich selbst und ihrer Lebensumwelt – der irdischen Natur – einen stetig anwachsenden Schaden zufügt. Für jeden von uns hat dieses Ungleichgewicht zwischen menschlicher Gemeinschaft und Biosphäre Konsequenzen – die Zunahme chronischer Erkrankungen und eine allgemeine Verschlechterung der geistigen, seelischen und körperlichen Gesundheit.

Die Ideologie des Egoismus hat sich ihrer ganzen Natur nach als unvereinbar mit wirklicher menschlicher Gesundheit erwiesen, weil sie eine zerstörerische Wirkung auf die Psyche des Menschen und auf die regulierenden physiologischen Funktionen seines Gehirns ausübt und damit die natürliche Selbstregulierung des menschlichen Organismus untergräbt. Es existiert auch der umgekehrte Zusammenhang: Im Zuge einer Erkrankung wird sogar der beste Mensch nolens volens zum Egoisten, weil die Krankheit und die mit ihr verbundenen Empfindungen und Leiden sein Bewusstsein vollkommen in Beschlag nehmen. Somit erweisen sich Krankheit und Egoismus als zwei durch einen Faden verbundene Phänomene, die sich gegenseitig nähren.

Meine wissenschaftlichen Forschungen und meine praktische Erfahrung bei der Behandlung schwerst chronischer Patienten haben das mit aller Deutlichkeit gezeigt.

Deshalb wurde die Philosophie der Gesundheit, die frei von jedem Hauch von Spekulation ist, weil ihr ganz konkrete Errungenschaften der Biologie zu Grunde liegen, zu einem fundamentalen Heilelement des Systems der Natürlichen Gesundung. Wenn man die Psyche des Kranken in ein anderes System von Wertkoordinaten übersetzt, in dem der Ausgangspunkt die Natur mit ihrer Schönheit und Harmonie ist, durchbricht die Philosophie der Gesundheit den Teufelskreis von Vorurteilen und widernatürlichen Neigungen, von pathologischen Dominanten wie Neid, Wut und schwerer Misanthropie, und gibt dem Menschen zusammen mit seiner Gesundheit Lebensfreude und Optimismus zurück.

Zugleich hat mich die Erfahrung im Umgang mit Tausenden an chronischen Erkrankungen leidenden Menschen davon überzeugt, dass das Problem der Wiedergewinnung der geistigen, seelischen und körperlichen Gesundheit längst die Grenzen der Medizin überschritten hat und einen allgemein menschlichen Charakter angenommen hat. Folglich hängt auch seine Lösung in bedeutendem Maß nicht nur vom medizinischen Personal ab, sondern von der Gesellschaft insgesamt, also von jedem ihrer sechs Milliarden Mitglieder. Wir alle stehen vor einer bewussten und endgültigen Wahl: Bringen wir unser Verhältnis zur Biosphäre in Übereinstimmung mit den Gesetzen der Natur – oder vergiften wir unsere Lebensumwelt endgültig und kommen wir dadurch in unserer Heimat bald in die Situation von kosmischen Zuwanderern, die in eine ihnen fremde Welt geraten sind, ungeeignet für ein normales, freies, von technischen Raffinessen unabhängiges Leben.

Man könnte meinen, dass wir alle die erste Entwicklungsvariante bevorzugen, umso mehr, als die dem menschlichen Organismus eigenen anatomisch-physiologischen Besonderheiten, seine vielfältigen Verbindungen mit der belebten Natur der Erde und mit dem ganzen Universum, uns einflüstern, nach welchen Grundsätzen die Beziehungen zwischen menschlicher Gemeinschaft und Biosphäre funktionieren – nämlich nach dem Prinzip der gegenseitigen Durchdringung. Ähnlich wie die Umwelt ein Teil der Innenwelt unseres Organismus ist, muss die belebte Natur des Planeten ein organischer Teil der Innenwelt der menschlichen Gemeinschaft werden. Mit anderen Worten, wir müssen die »Türen« unserer Städte und Dörfer sowie unserer Wohnungen für die belebte Natur des Planeten öffnen, wir müssen lernen, nicht mit Armeen von blinkendem, Benzingestank absonderndem Stahl in sie hineinzupoltern. Vielmehr müssen wir sie wie einen Tempel betreten und ehrfürchtig den Hut vor ihr ziehen.

Meiner Persönlichkeit nach bin ich ein unverbesserlicher Optimist. Ich glaube daran, dass letztendlich das Prinzip der gegenseitigen Durchdringung in unserem Verhältnis zur Biosphäre der Erde bestimmend sein wird, deren Teil wir in der Vergangenheit waren und, wie ich hoffe, auch in Zukunft sein werden. Aber dafür müssen wir alle gemeinsam und jeder für sich in der Gegenwart eine Menge tun, damit der alles trennende übersteigerte Egoismus schließlich der Vernunft Platz macht. Wie seinerzeit I.I. Metschnikov, der vieles für eine bessere Beziehung des Menschen zur Natur getan hat, betonte, »sagt uns der Verstand, dass der Mensch zu großen Dingen fähig ist: Deshalb ist zu wünschen, dass er die menschliche Natur ändert und ihre Disharmonie in Harmonie verwandelt. Allein der menschliche Wille kann dieses Ideal erreichen.«

Man kann ohne Übertreibung sagen, dass die Menschheit heute in die vielleicht verantwortungsvollste Etappe ihrer Entwicklung eingetreten ist – die Etappe der Überwindung des tierischen Ursprungs im Menschen und der daher stammenden egoistischen Instinkte, des egoistischen Wertsystems, der egoistischen Moral und des Übergangs zu den Prinzipien der Vernunft, einer entwickelten Spiritualität und der Achtung der Naturgesetze. Denn anders ist die Umwandlung der Biosphäre zur Noosphäre nicht vollziehbar. Um diesen in der Geschichte der menschlichen Gemeinschaft gewaltigsten Umschwung zu bewältigen, sind die vereinten Kräfte der gesamten internationalen Staatengemeinschaft erforderlich sowie die jedes einzelnen Erdbewohners.

Zu einer gemeinsamen Menschheit in einer gemeinsamen Natur

Man muss nicht besonders scharfsichtig sein, um Lichtblicke im trüben Morast des Egoismus zu finden. Die zentrifugalen Kräfte der die Menschen spaltenden ideologischen, politischen, nationalen und religiösen Gegensätze werden schwächer, und ein Prozess immer größerer Konsolidierung, vor allem auf regionaler Ebene, findet statt. Es kommt zur Bildung neuer Vereinigungen und Gemeinschaften und zu einer immer engeren Integration der daran teilnehmenden Staaten. Dank der Massenmedien, der Telekommunikation und dem Internet entsteht ein einheitlicher Informationsraum. Zudem wächst die Beunruhigung der Menschen über die sich verschärfende Konfrontation der Menschheit mit der Natur. Immer aktiver wird die Ablehnung schädlicher Wertvorstellungen, wie sie von der Massenkultur verbreitet werden, zur Schau getragen.

Vorläufig werden diese Prozesse im öffentlichen Bewusstsein noch nicht mit dem Problem der Verdrängung des Gegenspielers der Vernunft – des Egoismus – aus dem Leben der menschlichen Gemeinschaft in Zusammenhang gebracht, da das Problem selbst noch nicht anerkannt und formuliert ist.

Und solange das Ziel nicht bewusst gesetzt wird und dementsprechend zu seiner Erreichung nicht alle geistigen und physischen Möglichkeiten des Menschen und der Menschheit mobilisiert werden, ist der Weg dorthin kurvenreich, schwer und lang.

Die Philosophie der Gesundheit beabsichtigt nicht, fertige Rezepte für den Umbau der menschlichen Gemeinschaft zu liefern, weil es solche nicht gibt und nicht geben kann. Die Menschheit ist kein technischer Apparat, den man auf die Erfüllung eines ihm vorgegebenen Programms einstellen kann, sondern ein lebendiger, in Entwicklung begriffener Organismus. Und wie jeder Organismus kann sie die geistige, psychische und körperliche Gesundheit nur unter der Bedingung einer harmonischen Verquickung des eigenen Innenlebens mit dem Leben der sie umgebenden grenzenlosen, in ihrer Vielfalt großartigen Welt erlangen. Der übersteigerte Egoismus hindert uns daran, uns aus dem dunstigen Krähwinkel beschränkter Interessen und kleinlichen Kalküls zu befreien und in die reine, durchsichtige Welt einer hohen Spiritualität, die Welt der Vernunft und der Güte, einzutreten. Ich bin überzeugt, dass dies aber letztendlich eintreten wird, weil es der Logik der Evolution der belebten Materie entspricht, die auf die Erhaltung des Lebens in den Weiten des Alls ausgerichtet ist. Aber es wird nicht »neben« uns passieren, sondern nur durch unsere aktive, interessierte Teilnahme.

Beim Studium der Umwandlung der Biosphäre in die

Noosphäre formulierte Wernadskij zwei unbedingte Voraussetzungen, ohne deren Realisierung die Geburt der Ära der Vernunft nicht möglich ist. In seinen Arbeiten unterstrich der Gelehrte, dass »die Schaffung der Noosphäre und der Biosphäre Naturphänomene sind, die in ihrer Grundlage tiefer und mächtiger sind als die menschliche Geschichte. Sie erfordern das Auftreten der Menschheit als einheitliches Ganzes. Das ist ihre unausweichliche Voraussetzung.« Mit anderen Worten widerspricht die heutige Zersplitterung der Menschheit in Hunderte von Staaten, welche Ausdruck der in einer vom Egoismus geprägten Welt unvermeidlichen zentrifugalen Prozesse ist, den inneren Gesetzen der belebten Materie, deren Teil der Homo sapiens ist. Angesichts dieser Gesetze wird die Zersplitterung unvermeidlich der Vernunft weichen.

Als zweite unbedingte Voraussetzung zur Herstellung der Noosphäre nannte Wernadskij das Wachstum des wissenschaftlichen Denkens. Seiner Meinung nach »hebt sich die Wissenschaft im sozialen Leben von Philosophie und Religion deutlich dadurch ab, dass sie ihrem Wesen nach für alle Zeiten, für alle sozialen Schichten und Staaten einheitlich und gleich ist.« Mit diesem Gedanken des großen Naturforschers kann man nur konform gehen, weil ein wissenschaftlich gut abgesichertes Faktum durch keinerlei staatliche Gesetze oder Glaubenspostulate zurückgewiesen oder abgeschafft werden kann. Wird so ein Versuch dennoch gemacht, endet er garantiert in einem Fiasko. Wir können uns alle noch gut daran erinnern, womit die Jagd auf die »bürgerliche Scheinwissenschaft« namens Genetik in unserem Land endete: mit ihrer letztendlich beschlossenen Rehabilitierung und unserem Nachhinken auf diesem wichtigen Forschungsgebiet.

Ob wir wollen oder nicht, wir müssen beide Bedingungen schaffen: Wir müssen sowohl Wege zur Annäherung der Staaten suchen, die unabhängig von allen Unterschieden in ihren sozialen Systemen und geopolitischen Interessen geschehen muss, und wir müssen unser Verhältnis zur Wissenschaft ändern, deren Rolle heute weitgehend auf die Bedienung der Nachfrage einer technisierten, seelenlosen Zivilisation und egoistischer, künstlich aufgeblasener Bedürfnisse der Menschen reduziert ist.

Gerade die Wissenschaft wird ihr gewichtiges Wort erheben müssen bei der Lösung dieser und vieler anderer Probleme, vor denen die Menschheit steht. Nur sie ist der Aufgabe, die menschliche Gemeinschaft zu vereinigen und ihr egoistisches Verhältnis zur Biosphäre zu verändern, gewachsen. Aber um dies zu erreichen, müssen wir alle, die einfachen Glieder der Gesellschaft wie auch Staatsleute und Politiker, unser Verhältnis zu den Errungenschaften der Wissenschaft ändern und, nach Wernadskij, »den prägenden Einfluss noch nicht überwundener philosophischer und religiöser Denk- und Handlungsmuster, die nicht der Realität modernen Wissens entsprechen, überwinden.«

Allein kann die Wissenschaft mit ihren gesammelten Kenntnissen nicht ernsthaft auf das gesellschaftliche Bewusstsein, auf das gesellschaftliche Denken und auf die Wechselbeziehungen zwischen Mensch und Natur Einfluss nehmen, solange sie sich nicht in den Köpfen einer überwältigenden Mehrheit der Menschen festsetzt. Und auch die Wissenschaft selbst kann sich nicht erfolgreich entwickeln, wenn in der Gesellschaft nicht die dafür unerlässliche »Nährumgebung« vorhanden ist. Denn wissenschaftliche Kenntnisse entstehen nicht nur durch professionelle Gelehrte, egal ob groß oder weniger groß, sondern auch durch Menschen, die gar keine unmittelbare Beziehung zur Wissenschaft haben und dennoch wissenschaftliche Fakten entdecken oder wissenschaftliche Verallgemeinerungen, Hypothesen und Theorien vorlegen, die in der Folge eine breite Anwendung in der Wissenschaft finden. Je mehr solcher Menschen eine Gesellschaft hervorbringt, desto schneller bewegt sich die Erkenntnis der Naturgesetze durch den Menschen nach vorn.

Ohne eine gut organisierte Volksbildung und ohne eine stabile Popularisierung wissenschaftlicher Errungenschaften ist dies jedoch unmöglich. Heutzutage haftet der Bildung stets der Charakter der Anwendung an. Sie beschränkt sich auf die »Heranziehung« der Jugend zum Zwecke ihrer Integration in die Arbeitswelt. Dabei betrachteten die hellsten Köpfe der Menschheit die Volksbildung keinesfalls nur als Bindeglied zwischen Wissenschaft und praktischer Tätigkeit des Menschen, sondern als ein mächtiges Mittel der sittlichen Erziehung. Nach Meinung von I.I. Metschnikov ist »die wissenschaftliche Bildung so unabdingbar für das sittliche Verhalten, dass man Unbildung zu den unsittlichsten Erscheinungen zählen sollte.«

Leider ist die Bildung noch immer kein wichtiger Teil eines einheitlichen Erziehungssystems des Homo sapiens. Vielmehr existiert eine zersplitterte Auswahl an Disziplinen, die nicht durch irgendein gemeinsames inneres Ziel, einen gemeinsamen Angelpunkt, verbunden sind. Aber es gibt so einen Angelpunkt: das in seiner Vielfalt einheitliche Universum und der Mensch, der zusammen mit den anderen denkenden Wesen, die das All bewohnen, die Vernunft dieses Universums verkörpert. Die Lebenstätigkeit des menschlichen Organismus ist den einheitlichen Gesetzen des Universums unterworfen, die von der Physik, der Chemie, der Mathematik, der Kybernetik und der Biologie untersucht werden. Das Leben der menschlichen Gemeinschaft, die nur einen kleinen Teil der belebten Materie der Erde ausmacht, wird von den so genannten Humanwissenschaften erforscht und in den Werken der Literatur und Kunst dargestellt. Deshalb muss jedes Bildungssystem, das Anspruch auf den Status eines Systems erhebt, die einzelnen wissenschaftlichen Disziplinen zu einem einheitlichen Ganzen verbinden und den Studierenden dabei helfen, in ihrem Bewusstsein ein ganzheitliches Bild unserer Umwelt zu formen, den Platz des Menschen darin zu bestimmen und Regeln für einen Umgang mit der belebten Natur zu lehren, der ihr keinen Schaden zufügt. Dieses System muss darüber hinaus die bedeutendsten Werke der Weltliteratur und Kunst sowie der Musik einschließen, welche die Harmonie des Weltalls spiegeln und die Seele des Menschen erheben. Nur dann werden die Mittel- und die Hochschule den Homo sapiens nicht nur lehren, sondern auch erziehen.

Mir ist vollkommen bewusst, dass das mehr als eine Tagesaufgabe ist, aber man muss sich dieser Aufgabe schon jetzt stellen, um konsequent und zielstrebig Schritt für Schritt zu ihrer Lösung zu gelangen.

Gerade hier – in der Entwicklung der Wissenschaft, in der Vereinigung von Erziehung, Bildung, Literatur und Kunst zu einem ganzheitlichen System der Erziehung des Homo sapiens – liegt der Schlüssel zur Beschleunigung der Evolution der Vernunft auf der Erde. Dieses Problem kann und muss gelöst werden, wenn wir die Menschheit geistig, seelisch und körperlich gesund sehen wollen.

Zumindest knapp muss ich auch auf den jämmerlichen Zustand eingehen, in dem sich die Massenbildung heute befindet. Noch bis vor einigen Jahren war die Popularisierung wissenschaftlicher Errungenschaften eine der wichtigsten Richtungen in der Kommunikation mit dem Volk unseres Landes. Heute dagegen sind wissenschaftliche Erkenntnisse, ohne deren intensive Verbreitung die Umwandlung der Biosphäre zur Sphäre der Vernunft nicht machbar ist, in die Hinterhöfe des gesellschaftlichen Bewusstseins gedrängt worden. Die Helden des Tages sind Hellseher, Magier, Schamanen und Zauberer. Ich lasse gelten, dass nicht wenige ehrliche Menschen unter ihnen sind, die sich, so gut sie können, darum bemühen, ihren Landsleuten beim Durchstehen schwerer Zeiten zu helfen und die unerträgliche Belastung von ihrer Psyche zu nehmen. Aber kaum jemand wird ernsthaft annehmen, dass die weiße und schwarze Magie, die Rituale der Schamanen und die Beschwörungen der Zauberer fähig sind, unser Abgleiten in die ökologische Katastrophe zu verhindern und den wendigen Hyper-Egoismus aus unserem Leben zu verjagen. Eher das Gegenteil ist der Fall: Da sie sich organisch mit dem Egoismus ergänzen, führen sie uns eher in die düstere Frühzeit der menschlichen Vernunft zurück.

Nicht unschuldig an diesem Zustand sind die Massenmedien. Ich gehöre nicht zu denen, die, sobald die Rede von Fernsehen, Radio, Zeitung und Zeitschriften ist, in Wut geraten und sie der Einseitigkeit, Voreingenommenheit, politischen Tendenz und sonstiger Verfehlungen bezichtigen. Es wäre vielmehr seltsam, wenn in einer Gesellschaft, wo noch immer der menschliche Egoismus das Sagen hat, die Presse, das Radio und das Fernsehen in der schneeweißen Hülle der Unschuld aufträten.

Daher bin ich der Meinung, es ist Angelegenheit der Massenmedien selbst, zu entscheiden, wen und wie sie ihn unterstützen, umso mehr, als die Meinungsverschiedenheiten zwischen ihnen im Ergebnis zu einem gemeinsamen inakzeptablen Nenner führen. Damit Ihnen klarer wird, wovon ich spreche, schlage ich Ihnen die Betrachtung einer hypothetischen Situation vor. Sagen Sie, kann man seine Wohnung noch verlassen, wenn sie weder Fenster noch Türen hat, ohne dabei die Wände zu zerstören? Die Antwort darauf ist natürlich klar.

Dabei werden in den Massenmedien heftige Gefechte darüber ausgetragen, bei denen die Beteiligten versuchen, Probleme wie das oben beschriebene zu lösen: Wie kann man die menschliche Gesellschaft verbessern, deren Grundübel der individuelle und Gruppenegoismus ist, ohne auf den Egoismus selbst zu verzichten? Einer ruft uns ins »Vorzimmer«, wo eine Klasse ihre egoistischen Probleme löst, indem sie die Vertreter der anderen Klasse an den Pranger stellt; jemand anderer lädt ins »Zimmer« der Marktbeziehungen ein. Aber niemand denkt auch nur daran, an den fensterlosen Wänden des Egoismus zu rühren.

Offenbar geht eine einfache Wahrheit nicht in die Köpfe der Streitenden hinein: Die Streitereien der in der Welt des Egoismus Eingeschlossenen haben nichts gemein mit der wahren, gewaltigen, großartigen Welt draußen, in welcher eigene Gesetze wirken – die Gesetze der Zweckmäßigkeit, der Harmonie und der Schönheit. Und jeder einzelne Mensch in dieser Welt ist nicht einfach nur konsumierende und abstimmende statistische Einheit, sondern bevollmächtigter Vertreter der Weltvernunft auf dem Planeten Erde. Darin liegt seine Hauptbestimmung, und nur dadurch, und nicht etwa durch Reichtum oder Macht, wird sein Wert bestimmt.

Man muss das richtig begreifen, und alles Kleine, Kleinliche, Zeitweilige tritt von selbst in den Hintergrund und fällt wie Schlangenhaut vom gesundenden Körper ab.

Ich denke, ich entferne mich nicht von der Wahrheit, wenn ich behaupte, dass dieses Kriterium zur Bewertung der Rolle des Menschen in der Gesellschaft und seines Beitrags zur Erschaffung einer Sphäre der Vernunft auf der Erde übermorgen das bestimmende Kriterium im Leben der Menschengemeinschaft sein wird.

Das größte Hindernis dabei ist meiner Meinung nach die Teilung der Gesellschaft in eine intellektuelle und führende Elite, die die Entwicklungsrichtung der modernen Zivilisation vorgibt, und eine passive Mehrheit, die ihr gedankenlos auf diesem Weg nachfolgt.

Diese Situation wird heute als Norm angesehen. Sie spiegelt die Unterschiede in den geistigen Fähigkeiten der Menschen, in ihrem Bildungsniveau und im Niveau ihrer Lebensorientierung bzw. ihrer Lebensziele wider. Es gilt als selbstverständlich, dass sich die Aufgabe der Gesellschaft auf die Herstellung gleicher Bedingungen für die Realisierung der Fähigkeiten und Talente jedes ihrer Mitglieder beschränkt, damit sie, sofern sie über solche verfügen, ihren persönlichen Erfolg erreichen. Verfügt ein Mensch aber nicht über solche Talente, so ist das ausschließlich sein Problem, seine Schuld. Als Maximum, das die Gesellschaft für so einen Menschen tun kann, gilt die Sicherung eines Mindestkonsumniveaus, das für sein biologisches Überleben ausreichend ist. So ausreichend, dass es zum Verhungern zu viel ist. Diese Praxis gilt natürlich nur für die entwickelten Länder, von denen es in der Welt insgesamt relativ wenige gibt. In den anderen Gebieten ist der Hungertod keine Ausnahme.

Dem Wesen nach ist dies das Prinzip der natürlichen Auslese, das aus der wilden Natur in die menschliche Gemeinschaft übertragen wurde: Der Kluge, Starke, Unternehmerische setzt sich durch, erringt Macht und Reichtum, und der Dumme, Schwache, Passive fristet eine kümmerliche Existenz, degeneriert und stirbt. Obwohl es grausam klingt, ist diese Verfahrensweise für die biologische Art Homo sapiens insgesamt nützlich, weil sie den Genpool verbessert und die Chancen des Menschen auf das Überleben erhöht.

So lautet die Argumentation der Anhänger der gegenwärtigen Organisation der Menschengemeinschaft, welche auf den ersten Blick durchaus vernünftig erscheint, weil sie formal den Gesetzen der Natur entspricht. Diese Naturgesetze besagen, dass sich die belebte Materie in ihrer Entwicklung an die Lebensbedingungen auf der Erde angepasst hat. Aber ich möchte betonen, dass dieser Eindruck nur auf den ersten Blick entsteht. Lässt man sich etwas genauer auf die Argumente der Anhänger der natürlichen Auslese ein, durchschaut man ihre vollständige »Bodenlosigkeit«.

Beginnen wir mit dem Gegenstand der vorhergehenden Kapitel – dem Problem des Überlebens des modernen Menschen. Heute ist jedem klar, dass dieses Problem – der Kampf ums Überleben des Menschen in der Natur – längst nicht mehr existiert: Die Vernunft und die Fähigkeit zu zielgerichtetem schöpferischen Handeln haben der Menschheit vielmehr die Möglichkeit in die Hand gegeben, die Bedrohung ihrer Existenz abzuwenden. Und wenn die Menschen weiterhin durch Krieg, Hunger und Krankheiten sterben, so ist daran nicht die Natur schuld, sondern sie selbst (als Gattung), ihr Egoismus und ihr Unwille, höheren Gesetzen als ihrem Egoismus zu folgen.

Auch der Versuch, die Gesellschaft in eine denkende und lenkende elitäre Minderheit einerseits und in eine konsumierende Mehrheit andererseits, die statt von Vernunft von Emotionen geleitet wird und über keinerlei Talente verfügt, aufzuspalten, hält keiner Kritik stand.

Um die Absurdität und Ignoranz dieser Einteilung zu verstehen, genügt es, die in der Gesellschaft herrschende sklavische Unterwürfigkeit gegenüber Menschen aufzugeben, die über persönlichen Reichtum oder Macht verfügen. Vielmehr müssen wir uns daran erinnern, worin der Sinn der Existenz des Homo sapiens besteht. Nämlich darin, Hüter des Lebens auf unserem Planeten zu sein.

Schnell wird offenbar, dass weder Reichtum noch Macht den Kriterien der Vernunft entsprechen. Persönlicher Reichtum, der sich durch sinnlose Attribute von

Prestigekonsum und Luxus auszeichnet, ist nicht mehr als eine jeglichen Sinns beraubte, talentlose, egoistische Vergeudung materieller Ressourcen, die der belebten und unbelebten Natur entrissen wurden und den Früchten der Arbeit von Millionen Menschen entstammen.

Ebenso unsinnig ist es, eine Macht als vernünftig zu bezeichnen, die sich nicht die strategische Aufgabe stellt, die Beziehungen zwischen Gesellschaft und Natur zu harmonisieren und den Egoismus im Leben der Gesellschaft zu überwinden. Sich vor der Förderung der allseitigen Entwicklung und Popularisierung der Wissenschaft zu scheuen und die Unterstützung von Volksbildung und Kultur als nebensächlich anzusehen, kann nur aus einer egoistischen Grundhaltung resultieren, die soziale Gerechtigkeit fälschlicherweise mit der bloßen Vergrößerung des Pro-Kopf-Anteils am zu teilenden Kuchen des gesellschaftlichen Reichtums gleichsetzt.

Wenn man sich tiefer mit der Sachlage auseinandersetzt, muss man allerdings anerkennen, dass es ungerecht wäre, die ganze Schuld auf die »unvernünftigen« Vertreter des Staates zu schieben. Denn keine einzige Regierung, kein einziges Organ der gesetzgebenden Gewalt orientiert sich in ihrer praktischen Arbeit ausschließlich an ihren eigenen Vorstellungen über Ziele und Strategien. Mit der Entwicklung demokratischer Grundsätze in der Gesellschaft gewinnen die Massen des Volkes, d.h. wir alle, immer mehr an Bedeutung, denn wir akzeptieren nicht länger passiv die in der Gesellschaft herrschenden

Spielregeln, sondern nehmen in der einen oder anderen Form selbst Einfluss auf ihren Charakter. Wir bringen unsere Bedürfnisse, geistige wie materielle, verstärkt zur Sprache und verändern das Verhältnis zwischen ihnen. Das verstärkte Interesse der Mehrheit der Menschen an materiellen Werten und das schleichende Vergessen von geistigen Werten sind dabei Kennzeichen der heutigen Zeit. Ich denke, das ist kein Zufall und keine vorübergehende Erscheinung, sondern eine sich klar artikulierende Tendenz, die so deutlich wie nichts anderes die Unvereinbarkeit der Ideologie des Egoismus mit einer hohen geistigen Kultur und Vernunft unterstreicht.

Deshalb sollten wir, wenn wir unsere Unzufriedenheit mit dem Chaos und der Absurdität in unserem Leben ausdrücken, nicht die Worte des großen Gelehrten und Menschen Wladimir Wernadskij vergessen: »Unerlässlich ist es, sich hineinzudenken in das uns umgebende ›kleine, dumpfe Leben‹. Ist dieses Leben aber wirklich so dumpf, so unerreichbar, wie es aussieht? Ist es wirklich so formlos und zufällig-ziellos, wie es uns entgegenkommt? Ist die Persönlichkeit wirklich zu machtlos, um sich den unerträglichen Absurditäten des Lebens entgegenzustellen, und ist nicht das Fehlen eines klaren Verständnisses dieser Absurditäten durch einzelne Menschen der Hauptgrund aller widernatürlichen Strömungen im Leben?«

Je früher wir begreifen, dass jeder von uns auf die vom Egoismus hervorgerufenen Deformationen in der Entwicklung der Gesellschaft, die auch unsere eigene geistige, seelische und körperliche Gesundheit nicht unberührt lassen, korrigierenden Einfluss nehmen kann, umso weniger Zeit wird es brauchen, die Biosphäre der Erde in ein Reich der Vernunft und wahrer Gesundheit der Menschen zu wandeln.

Was kann der Mensch

In diesem Buch habe ich mich bemüht, die Leser hin zu einem Verständnis der tiefen, untrennbaren Verbindung zwischen Vernunft und Gesundheit zu führen. Die Vernunft, die den von der Wissenschaft entdeckten Naturgesetzen einen Sinn zuschreibt und dabei die irdische Existenz des Menschen diesen Gesetzen unterwirft, sichert dadurch seine geistige, seelische und körperliche Gesundheit. Andererseits ist die Gesundheit des menschlichen Organismus unverzichtbare Bedingung für die Existenz dieser Vernunft. Die kleinste Abweichung eines der beiden Elemente zerstört die Einheit zwischen Vernunft und Gesundheit und nimmt dem Menschen das eine wie das andere – wir sehen dies deutlich in der heutigen Realität.

Die epidemieartig auftretenden chronischen Erkrankungen, der Sittenverfall und das Anwachsen der Kriminalität sind nur einige Konsequenzen der Unordnung, die vom Egoismus mit allen ihm innewohnenden Untugenden ins geistige und körperliche Leben des Menschen getragen wird.

Aber wenn der Egoismus weder mit der sittlichen noch mit der körperlichen Gesundheit des Menschen und der Menschlichkeit vereinbar ist, wenn er die Beziehungen zwischen den Menschen und den Staaten mit dem Gift des Misstrauens, des gegenseitigen Argwohns und der Feindseligkeit vergiftet hat, wenn die Unwürdigkeit des Egoismus und seine Amoralität so offensichtlich sind, dann drängt sich die folgende Frage von selbst auf: Worin nur besteht das Geheimnis seiner verblüffenden Lebendigkeit? Gibt es vielleicht doch etwas Verstecktes, für uns nicht sichtbares Gutes in ihm, das seine Untugenden kompensiert? Um diese Frage zu klären, erinnern wir uns an eine Tatsache, die wir im Trubel unserer alltäglichen Sorgen häufig vergessen: Wir leben im Unterschied zu den Tieren in zwei Welten zugleich – einer materiellen und einer geistigen. Die Grenzen der materiellen Welt werden bestimmt bzw. sollten bestimmt werden durch die physiologischen Bedürfnisse unseres Organismus, die geistige Welt des Menschen ist grenzenlos und umfasst dank der in ihr herrschenden Vernunft das gesamte unendliche Universum. Die Fähigkeit, in diesen beiden unterschiedlichen Welten zu leben und das natürliche Gleichgewicht zwischen ihnen zu bewahren, sichert die Erhaltung unserer Gesundheit und die Verlängerung unseres Lebens.

Das ganze Unglück liegt darin, dass dieses Gleichgewicht, wie schon des Öfteren festgestellt, deutlich zugunsten der materiellen, egoistischen Welt verschoben ist.

Ein Hauptgrund dafür liegt im Charakter der in der Gesellschaft herrschenden Information.

Kehren wir noch einmal zu dem Begriff Information zurück. Erinnern wir uns daran, womit der Mensch seinen Anfang nimmt. Nein, nicht mit seinem Körper, sondern mit dem Bewusstsein, d.h. mit dem, was ihn zum eigentlichen Menschen macht. Sie haben natürlich nicht vergessen, dass in einem der vorhergehenden Kapitel von der Rolle der Information bei der Herausbildung der Innenwelt des Menschen die Rede war, bei der Formung seines Bewusstseins. Ich erwähnte das phantastische Experiment zweier Gelehrter, das es taubblind geborenen Kindern ermöglichte, zu wertvollen Mitgliedern der Gesellschaft zu werden. Die Beispielhaftigkeit dieses Experiments liegt darin, dass es nicht nur unglückliche, zu ewiger Einsamkeit verurteilte Kinder der Gesellschaft zurückgegeben hat, es hat darüber hinaus auch auf höchst anschauliche Weise demonstriert, welche entscheidende Rolle die Qualität der Informationsumgebung bei der Erziehung des Menschen spielt.

Die Taubblindheit hatte eine schwer zu überwindende Barriere zwischen den Kindern und ihrer Umwelt errichtet. Und wenn sie dennoch zu für die Gesellschaft wertvollen Menschen wurden, dann nur deshalb, weil der Charakter der ihnen mit speziellen Methoden vermittelten Informationen von wertvollen Menschen, von überzeugten Humanisten, ausgewählt worden war. Ihr Experiment zeigte überzeugend, dass der Erziehungsprozess des Menschen nichts anderes ist als ein Aneignungsprozess von Information, deren Charakter das Bewusstsein und die Ausrichtung seines Lebens, seines Denkens und seines Handelns prägt.

Aber stellen wir uns eigentlich je die wesentliche Frage, was sich hinter dem auf den ersten Blick so unpersönlich klingenden Begriff Information verbirgt?

Was bedeutet zum Beispiel ein einfaches menschliches Lächeln? Für den lächelnden Menschen ist es eine Gesichtsbewegung, die seine Stimmung ausdrückt. Für den, der es sieht, ist es die Information darüber, dass der Mensch ihm freundlich gesinnt ist und ihm keine Gefahr von seiner Seite droht.

Somit erschafft jeder Mensch mit seinen unzähligen Gesten, seiner Mimik, seinen Handlungen und Worten ein ihn umgebendes Informationsfeld, das auf seine Umwelt einwirkt. Dabei sind Richtung und Intensität der Einwirkung vom Charakter der ausgehenden Information bestimmt; diese wiederum ist Ausdruck unseres inneren Wesens, unserer Weltsicht, unseres Intellekts, unserer Kultur, unserer Erziehung, unseres Selbstwertgefühls und unserer Wohlgesonnenheit gegenüber anderen und der belebten Natur im Ganzen.

Mit anderen Worten üben wir, oft ohne dies bewusst zu bemerken, durch die von uns ausgehende Information eine bestimmte Wirkung auf unsere Umgebung bzw. auf unser menschliches Umfeld aus, noch bevor wir in unmittelbaren Kontakt mit jemandem treten. Mehr noch, auch die von unseren Händen geschaffenen Gegenstände, Kunstwerke und die von uns erdachte Musik tragen den unauslöschlichen Stempel unserer Persönlichkeit und haben eine Wirkung auf andere Menschen.

Das eben Ausgeführte bezieht sich vor allem auf Menschen, die in direktem oder indirektem Kontakt mit großen Menschenversammlungen stehen: Ich spreche hier von Vertretern der Wissenschaft, der Kultur, der Volksbildung und der Medizin, Verlegern und Schriftstellern, Schauspielern, Musikern, Malern, Bildhauern, Journalisten, Staatsleuten, Politikern und Gesetzgebern. Diese Personen formen in vielerlei Hinsicht das Informationsfeld der Gesellschaft, und dadurch auch unser Bewusstsein und unseren Verstand, wobei sie sowohl durch die Besonderheiten in ihrer Persönlichkeit als auch durch ihre Art, sich zu kleiden, sich in der Öffentlichkeit darzustellen, und natürlich auch durch ihre Werke und Handlungen auf uns wirken.

Ihr Informationsfeld kann überaus mächtig sein und das Bewusstsein von vielen Millionen Menschen beeinflussen. Leider begreifen bei weitem nicht alle dieser Personen das Ausmaß ihrer Verantwortung und demonstrieren nicht selten sowohl schlechten Geschmack als auch das Fehlen jeglicher guter Erziehung. Zu guter Letzt vermitteln sie uns ihre Geringschätzung der gesellschaftlichen Moral, die ohnehin nur noch in Spuren vorhanden ist. Sie vergessen dabei, dass sich Menschen an ihnen ein Beispiel nehmen, dass sie von einer Menge von Menschen nachgeahmt werden und – was am schlimmsten ist – dass sich auch Kinder an ihnen orientieren.

Für die Entwicklung des Menschen ist jene Information besonders wichtig, die in den ersten Lebensmonaten und -jahren auf sein Gehirn einwirkt. Auf ihrer Grundlage entstehen die ersten Vorstellungen des Kindes über die Umwelt, bilden sich die ersten Gewohnheiten, Geschmäcker und Vorlieben oder – in einer physiologischen Analogie ausgedrückt – die ersten Dominanten heraus. Dabei erweisen sich diese Dominanten in der Regel als die stabilsten, die bis ins hohe Alter im Gedächtnis des Menschen bleiben. Dort werden sie nicht nur archiviert wie ein Buch im Regal, sondern sie leben und entwickeln sich, sie suchen sich neue Nahrung und werden durch neue Informationen und neue Erfahrungen modifiziert. Von Zeit zu Zeit dringen sie an die Oberfläche unseres Bewusstseins, um ihre Bewährung im Alltag des Lebens zu erproben, und ziehen sich dann erneut in die Tiefen des Gedächtnisses zurück.

Dabei sollte man nicht vergessen, dass jede Dominante äußerst tief sitzende physiologische Wurzeln hat, denn jeder Dominante entspricht ein ganz bestimmter Zustand unseres Organismus, der durch bestimmte im Gedächtnis fixierte physiologische Reaktionen charakterisiert ist. Gerade hier verbirgt sich eines der größten Geheimnisse der Hartnäckigkeit unserer egoistischen Gewohnheiten und Neigungen.

Damit Ihnen bewusst wird, wie groß die Rolle der ersten, grundlegenden Information im Leben des Menschen ist, führe ich ein einfaches Beispiel an. Die Geschichte der Menschheit kennt mehrere Fälle von Kindern, die ihre Eltern verloren hatten und während ihrer ersten Lebensjahre in Wolfsrudeln ernährt und erzogen wurden. Selbst wenn sie nach einigen Jahren wieder in die Gemeinschaft der Menschen zurückkehrten, so behielten sie die bei den Wölfen erworbene Lebensart und deren Gewohnheiten für ihr ganzes restliches Leben bei. Die Kinder tranken nicht, sondern leckten, sie sprachen nicht, sondern bellten. Und was am Überraschendsten ist: Ihre Lebenszeit überdauerte nicht die Grenzen eines kurzen Wolfslebens – 15 bis 18 Jahre.

Darüber hinaus wurde eine weitere Gesetzmäßigkeit festgestellt: Kinder, die in Familien mit kurzer Lebensspanne geboren wurden und aufwuchsen, neigten ebenfalls nicht zu Langlebigkeit. Hier geht es nicht oder nicht so sehr um das genetische Erbe, als vielmehr um die schwere Last der von Generation zu Generation weitergegebenen ungesunden Gewohnheiten, widernatürlichen Neigungen und Vorurteile, welche immer noch die Lebensweise des modernen Menschen prägen.

Berücksichtigt man, dass die erste Informationsquelle des Kindes seine Eltern sind, so ist es nicht schwer vorstellbar, welch ungeheure Verantwortung auf diesen lastet. Allein von ihnen hängt es ab, wie die geistige, seelische und körperliche Gesundheit ihres Sohnes oder ihrer Tochter ausfallen wird.

Die Mehrheit der Menschen erkennt noch immer nicht die unmittelbare Verbindung zwischen ihrer Lebensweise und dem Niveau ihrer intellektuellen Entwicklung bzw. ihrer Gesundheit. Dabei ist längst herausgefunden worden, dass die geistigen Fähigkeiten von Kindern, die in vegetarischen Familien aufgewachsen sind, höher sind als die ihrer Altersgenossen aus »Fleischfresserfamilien« und dass ihre Gesundheit sehr viel stabiler ist. Die Anhänger der ausgewogenen pflanzlich-tierischen Ernährung versuchen die Bedeutung dieses eindeutig festgestellten Umstands unter Berufung darauf zu entwerten, dass die Mehrheit der Vegetarier gebildete, intellektuell entwickelte Menschen sind, die durch ihre Erbanlagen und ihre eigene Vorbildfunktion besonders gute Bedingungen für die geistige und körperliche Entwicklung ihrer Kinder schaffen. Aber dieses »Gegenargument« untergräbt in Wahrheit die Position der Theoretiker der ausgewogenen Ernährung, da sie unter anderem belegt, dass mit wachsendem Verstand und Bildung der Übergang zu einer fleischlosen Nahrung für den Menschen immer unausweichlicher wird. Davon profitiert nicht nur er selbst, sondern auch seine Kinder, die ebenfalls eine neue Klarheit des Denkens sowie seelische und körperliche Gesundheit erwerben.

Es wurde auch festgestellt, dass – um mit den Worten des bekannten Altersforschers Hufeland zu sprechen – »ein Mensch selbst für seinen körperlichen Zustand ein gewisses Maß an Bildung braucht, sie fördert seine Langlebigkeit. Ein Mensch im wilden und groben Alltag lebt nicht so lange.« Das heißt in anderen Worten Folgendes: Wenn der Verstand des Menschen untätig ist und nicht willens anzuerkennen, dass der Besitz echten Wissens die Haupterrungenschaft der Menschheit ist, so ist ein Gespräch über Gesundheit und ein langes Leben sinnlos. Und hier treffen wir auf das Problem, das diesen Text mit der Abschnittsüberschrift einleitet: Was kann der Mensch?

Ich schicke voraus: Das Thema unseres Gesprächs werden nicht die aktuellen politischen und sozialen Probleme und das Schicksal der Reformen in Russland sein, auch nicht die Normalisierung der Beziehungen zu Tschetschenien oder die Verzögerungen bei der Auszahlung von Löhnen und Renten – und unsere Möglichkeiten, auf diese Dinge Einfluss zu nehmen. Heute befinden sich diese Probleme im Zentrum der Aufmerksamkeit. Sie beschäftigen die Köpfe der Berufsökonomen, Politiker und Soziologen und ebenso der einfachen Bürger und rufen heftige Streitigkeiten hervor, die manchmal bis zu tätlichen Auseinandersetzungen führen. Aber stellen wir uns eine einfache Frage: Was erwartet uns morgen, wenn all diese Probleme auf die eine oder andere Art gelöst sein werden? Treten dann vielleicht Ruhe und Versöhnung ein? Natürlich nicht, denn der moderne übersteigerte Egoismus, der die Beziehungen der Menschen und der Staaten bestimmt, gebiert neue und wieder neue dramatische Kollisionen. Den gegenwärtigen starken Kräften, die eigene egoistische Interessen verfolgen und in ihrem Namen ganze Völker und Staaten aneinandergeraten lassen, folgen andere, die ebenso unersättlich und aggressiv sein werden.

Wenn man an die Frage der Möglichkeiten des einzelnen Menschen herangeht, indem man fragt, wie man auf die Entwicklung der Ereignisse im Land und in der Welt konkret Einfluss nehmen kann, braucht es keine große Phantasie, um festzustellen, dass diese Möglichkeiten gleich null sind. Die Varianten, die öffentliche Meinung zu manipulieren, sind so zahlreich, das man viele überhaupt nicht durchschaut und auf diese Weise unvermutet zum Spielball der Politiker wird, die ihre engstirnigen egoistischen Interessen verfolgen.

Mit jedem von ihnen einzeln zu kämpfen ist das Gleiche wie der Versuch, ein vielköpfiges Ungeheuer zu bezwingen, bei dem für jeden abgeschlagenen Kopf zwei neue nachwachsen. Aber müssen wir denn wirklich mit ihnen kämpfen? Wenn man sich recht überlegt, woher die gewissenlosen Politiker kommen, so landet man unausweichlich bei dem Schluss, dass wir selbst sie erziehen und aus unserer Mitte hervorbringen. In jedem von uns sitzt ein kleiner Politiker, der eine eigene Meinung dazu hat, wie das eine oder andere Problem zu lösen ist, vor allem wenn es um soziale Themen geht. Bei unseren Lösungsvorschlägen denken wir aber in erster Linie an uns selbst.

Wir drücken unsere Vorstellungen in Losungen aus, mit denen wir auf Demonstrationen gehen, an Protestaktionen teilnehmen, den Rücktritt der Regierung fordern und ihre Ersetzung durch moderatere und handlungsfähigere Politiker verlangen, wobei unsere Forderungen durchaus gerechtfertigt und begründet sind. Dann vergeht eine gewisse Zeit, und wir gehen wieder auf die Straße, diesmal mit anderen Losungen, und ein paar Monate später wieder mit anderen. Dieses Auf-der-Stelle-Treten im Hamsterrad der vom Egoismus hervorgebrachten Probleme wird von Generation zu Generation endlos weitergegeben, bis uns irgendwann eine einfache und offensichtliche Wahrheit bewusst wird: Die Ideologie des Egoismus hat sich überlebt, sie hat ihre konstruktiven Möglichkeiten ausgeschöpft. Das Äußerste, wozu sie sich fähig gezeigt hat, war die Befriedigung der seit den Zeiten des Alten Rom bekannten Forderung »Brot und Spiele!« Immer mehr Brot und immer mehr Spiele, Zerstreuungen, Vergnügungen, die unseren Geist in ein süßliches Dahindämmern wiegen. Wir benehmen uns wie die Passagiere eines gigantischen Kreuzfahrtschiffs, das im Raum-Zeit-Kontinuum mit unbekanntem Ziel und Zweck entlangtreibt, wobei sich seine Passagiere permanent gastronomischen und sexuellen Vergnügungen hingeben und sich weder über die eigene noch über die Zukunft ihrer Nachkommen Gedanken machen. Und sobald man sie darauf hinweist, ihren Konsum besser in Relation zu den physiologisch begründeten Bedürfnissen ihrer Körpers zu bringen, um dadurch ihren schädlichen Einfluss auf die Biosphäre, unsere Lebenswelt, zu mindern und endlich die Gesundheit des Menschen und der Menschheit in eine natürliche Norm zu bringen, erheben sie als Antwort ihre Stimmen und berufen sich auf die Freiheit der Persönlichkeit.

Aber Freiheit ist nicht gleich Freiheit. Es existiert die Freiheit, krank zu sein und sich dabei als zufällig unter das Rad Fortunas geratenes unschuldiges Opfer zu fühlen. Mit derartiger Freiheit stattet uns die Ideologie des Egoismus im Überfluss aus. Andererseits gibt es eine damit unvereinbare Freiheit, welche uns echte geistige und körperliche Gesundheit schenkt, eine Freiheit, die die Fesseln unseres Verstandes löst und uns die endlosen Möglichkeiten der schöpferischen Anwendung unserer geistigen und körperlichen Kräfte im Interesse der belebten Natur der Erde und ihres organischen Bestandteils – der menschlichen Gesellschaft – eröffnet. Zur Freiheit des zweiten Typs, der Freiheit der menschlichen Vernunft, führt nur ein Weg: die Überwindung des Egoismus mit all seinen Spielarten im Bewusstsein eines jeden Einzelnen von uns.

Ich sehe schon das spöttische Grinsen in den Gesichtern der Anhänger des Egoismus, ich höre ihre ironischen Bemerkungen über die utopische Romantik der Autorin, über ihre Abgehobenheit vom realen Leben. Was soll's, mit großem Vergnügen akzeptiere ich diese Bemerkungen, mehr noch, ich betrachte sie als Kompliment, denn das Wichtigste, was uns heute fehlt, ist die Fähigkeit, sich über die Niederungen des Alltags zu erheben und unser

Leben wieder mit Sinn zu erfüllen, um es daraufhin auf den Grundsätzen der Vernunft und der Güte neu zu bauen. Meine Schüler und Nachfolger bestärken mich in dieser Überzeugung.

Wenn ich mich in den von ihnen organisierten Gesundheitsschulen und -gruppen aufhalte, verblüfft und erfreut mich stets aufs Neue eine besondere Atmosphäre der Geschlossenheit und beständigen Freundlichkeit, welche die sozialen Unterschiede zwischen ihnen verwischt. Hier kommt deutlich die zunehmende Tendenz hin zur Gleichheit zum Ausdruck, unabhängig von Bildungsniveau, Dienststellung und materiellen Verhältnissen, Glaubensrichtung und politischen Sympathien – also von allem, was in der modernen menschlichen Gesellschaft die Menschen nach wie vor trennt und sie im Kampf um ihren Anteil an falsch verstandenen Vergnügungen aneinandergeraten lässt, ihren Verstand unterjocht und ihre Handlungen ausschließlich auf die Befriedigung der tatsächlichen und erdachten Bedürfnisse ihrer Körper ausrichtet.

Das System der Natürlichen Gesundung setzt diese übertriebenen »körperlichen« Bedürfnisse in den von der Natur vorgesehenen Rahmen zurück und fördert eine Lebensweise der optimalen Begünstigung und Bereicherung des Geistes. Gerade darin liegt nämlich der größte Wert und Sinn des Geistes. Die Heilung zahlreicher, sogar der schwersten Leiden ist nur ein Nebeneffekt des Systems, der seine hohe Wirksamkeit noch einmal unterstreicht.

Ich habe schon mehrmals davon gesprochen, dass das

Zentrum meines Systems der Einzelne, der Individualist, der wohlüberlegt mit sich und seiner Umwelt ungehende Mensch ist; jenes vernunftbegabte Wesen, das sich seiner eigenen Verantwortung für alles bewusst ist, was in der menschlichen Gesellschaft vor sich geht, vor allem für deren sittliche und körperliche Gesundheit sowie für die Gesundheit der Natur. Ich höre ein gequältes Stöhnen: Was ist schon ein einzelner, selbst in jeder Beziehung idealer Mensch, im Verhältnis zu der trägen Masse der übrigen sechs Milliarden menschlicher Individuen, die vom Virus des Egoismus befallen sind?

Beginnen wir damit, dass bei weitem nicht alle unserer Mitbewohner des Vaterlandes Erde überzeugte Anhänger der Ideologie des Egoismus sind. Hunderte Millionen, wenn nicht Milliarden von Menschen übernehmen unter Zwang den Egoismus der menschlichen Gesellschaft als historisch gewachsene, unvermeidliche Gegebenheit und empfinden dabei eine heftige, manchmal gar nicht bewusste Sehnsucht nach Beziehungen zu ihresgleichen, die von Gewalt und kalter, gnadenloser Berechnung frei sind. Wir sind alle unendlich müde, in einer Atmosphäre der ständigen Angst um unsere Zukunft, die Zukunft unserer Kinder, Enkel und Urenkel zu leben.

Doch haben wir es wirklich in der Hand, die heutige unerträgliche Situation zu ändern? Zweifellos. Aber nicht mit Hilfe von handgeschriebenen Plakaten und gedankenlosem Skandieren von Losungen, die auf Kundgebungen eigensinniger, ehrloser Politiker erklingen.

Ins Reich der Vernunft führt nur ein Weg – der Weg der geistigen Entwicklung und der sittlichen Selbstvervollkommnung. Seit alters her haben zahlreiche Denker und Gelehrte der Idee Ausdruck verliehen, dass eine schwache Existenz wie der Mensch dank eines intensiven Lebens seine physische Existenz weit über jene Frist hinaus verlängern kann, die dem stärksten Tier gesetzt ist. Dabei fällt eine besondere Rollc der Erziehung und Bildung zu, die uns lehren, Beherrscher unserer Leidenschaften zu sein und sie der Vernunft und der Sittlichkeit zu unterwerfen.

Die Natur hat uns die höchste Bestimmung zugedacht und zugleich die höchste Prüfung – Hüter des Lebens zu sein, wo und in welcher Form auch immer wir ihm begegnen – auf der Erde oder im fernen Weltraum. Und sie hat uns mit den dafür erforderlichen Eigenschaften ausgestattet:

Spiritualität, was Freiheit von Egoismus, Bewusstwerdung und praktische Erfüllung unserer Mission bedeutet, das Leben in allen Formen und Erscheinungen zu bewahren;

Standhaftigkeit, die uns hilft, diese Bestimmung niemals zu vergessen, auch nicht in den schwierigsten Zeiten;

Vernunft, die unser Wissen vergrößert und uns mit der Fähigkeit ausstattet, weit nach vorne zu blicken, um die Folgen unserer Handlungen vorherzusehen, rechtzeitig die dem Leben drohenden Gefahren zu erkennen und sie zu bannen;

Güte, die sich in unserer Bereitschaft äußert, mit anderen das Wertvollste zu teilen, was wir besitzen – unser Wissen.

Bis heute haben nur wenige Menschen diese Eigenschaften in sich entwickelt, aber morgen werden sich mit Hilfe dieser wenigen alle anderen entwickeln. Erst danach wird das größte Ereignis in der Geschichte der Menschheit eintreten: aus der Ära des berechnenden, seelenlosen Egoismus wird der Mensch in die Ära der Vernunft, die Ära der geistigen und physischen Gesundheit aufsteigen.

Zum Schluss möchte ich meine Leser an einen seit alters her bekannten Gedanken erinnern: Unsere Wünsche und Bedürfnisse sterben zusammen mit uns, unsere guten Taten dagegen leben ewig und nähren das Informationsfeld von Vernunft und Güte auf dem Planeten Erde. Es ist das einzige Erbe, das die Menschen nicht trennt durch ihr Streben, es zu besitzen, sondern sie im Gegenteil vereint – in der Treue zu den Idealen der Vernunft, des Guten und der Liebe. Werden Sie nicht müde, gute Werke zu tun!